12 MOIS POUR MOI

Laurence Bouyer

12 MOIS POUR MOI

Manuel pour améliorer et préserver sa santé
physique, mentale et émotionelle

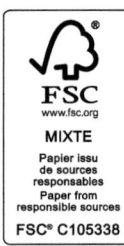

Éditeur : BoD-Books on Demand
12-14 rond-point des Champs-Élysées, 75008 Paris
Impression : Books on Demand, Norderstedt, Allemagne

Illustration : Laurence Bouyer

ISBN : 9782322235544
Dépôt légal : Juin 2020

Même le plus long des chemins n'est qu'une succession de petits pas.

INTRODUCTION

Cela fait de nombreuses années maintenant que je m'intéresse à tout ce qui touche à l'être humain dans sa globalité. Initialement j'ai étudié la sociologie, la psychologie, la sophrologie, la psychosomatique, et bien d'autres théories axées essentiellement sur le fonctionnement mental des individus. Progressivement et en parallèle de mon activité, j'ai expérimenté des techniques corporelles telles que le yoga, le do in, la sophrologie, le shiatsu, puis des techniques énergétiques telles que l'EFT, la kinésiologie ou l'acupressing. Je recherchais sans cesse comment aider tout un chacun, à tout âge, dans tout contexte, à se sentir épanoui, serein, centré, à se sentir heureux tout simplement. J'ai longtemps navigué d'une approche à l'autre, passant une fois par le mental, une fois par le corps ou bien l'énergétique sans parvenir à valider une technique plutôt qu'une autre. J'avais parfois du mal à définir mon approche, à trouver ma place dans cette multitude d'outils, de théories toujours plus nouvelles et plus efficaces les unes que les autres. Finalement, petit à petit, et grâce aux patients que je rencontre dans mon cabinet ma pensée et ma pratique se sont éclairées et solidifiées.

Je suis aujourd'hui convaincue que la relation d'aide ne peut se limiter à une approche psychologique, corporelle, émotionnelle ou énergétique.

Le fonctionnement de l'être humain est d'une telle complexité qu'il ne peut être contenu dans une seule théorie. Nous sommes tous si unique dans nos ressemblances qu'aucune théorie universelle n'est probable. Nous sommes à la fois un corps physique, un corps émotionnel, un mental et un système énergétique en permanentes interactions.

Pour fonctionner correctement il nous faut nous considérer comme un tout indissociable et nous intéresser à notre globalité. Ainsi, je ne souhaite pas ranger ma pratique, ni même mes patients, dans des boites formatées mais plutôt proposer des expériences et des approches multiples conduisant chacun à savoir ce qui est bon pour lui ; au moment présent, en fonction de son histoire, de son environnement, de ses perceptions et sensibilités.

Vous l'aurez compris, pour moi il n'y a pas Une Théorie mais des approches complémentaires. C'est pourquoi, je n'ai absolument pas l'intention de vous présenter Ma Méthode mais plutôt de vous guider dans l'expérimentation de nombreuses techniques. Toutes les approches peuvent nous aider, nous soulager, nous accompagner sur notre chemin.

Alors comment ne pas se perdre dans toute cette offre de solutions scientifiques ou alternatives ? Comment trouver ce qui nous convient le mieux, si l'on doit passer des mois sur chacune d'elles ? Comment ne pas s'enfermer dans des idéologies sectaires et réduire nos opportunités ? Les réponses, vous vous en doutez bien, ne peuvent pas non plus être tranchées. À chacun de composer avec sa singularité.

J'ai choisi d'essayer le maximum de choses dans plusieurs méthodes et de conserver celles qui donnaient le plus de résultat pour le plus grand nombre. J'ai fait ma cuisine interne en prenant des ingrédients dans différents courants. Je n'ai rien inventé, juste emprunté et compilé. C'est ce recueil, cette compilation que je vous propose aujourd'hui. Elle ne constitue pas l'intégralité de ma pratique, ni même surtout des pratiques auxquelles j'emprunte. Ce sont juste des échantillons regroupés dans un seul manuel vous permettant ainsi de faire l'économie de chercher par vous-même ce qui vous convient le mieux, avant, peut-être, d'approfondir un domaine.

Il est important de souligner que les pratiques abordées dans ce livre participent au mieux-être de la personne voire à sa guérison, mais ne peuvent en aucun cas se substituer à un traitement prescrit pour une maladie avérée et sérieuse.

Avant de commencer

L'objectif des exercices que je vous propose ici est d'harmoniser, d'équilibrer le corps, le mental, l'émotionnel et l'énergétique afin de bien fonctionner, d'améliorer ou de préserver votre santé physique et mentale. J'ai articulé ce recueil en 12 mois correspondant à 8 thématiques qui reviennent le plus fréquemment dans les attentes et besoins de mes patients. J'ai aussi intégré 4 thématiques correspondant aux 4 saisons que nous connaissons en occident afin de tenir compte des énergies qui nous entourent. Ainsi je vous propose un accompagnement d'un an sur le chemin de votre santé et de votre bien-être.

Au fil des mois vous découvrez et expérimentez des exercices psychocorporels, des exercices pour harmoniser les énergies, des propositions d'automassage ou d'acupression, des visualisations, des exercices de méditation, des huiles essentielles et leur mode d'utilisation, des conseils alimentaires et des exercices de développement personnel, souvent issus de la PNL.

Vous pouvez aborder ce recueil comme vous le souhaitez. Suivre un ordre chronologique ou ne choisir qu'une thématique, mélanger les exercices, peu importe. C'est vous qui choisissez, c'est vous qui savez ce qui est bon pour vous. Seul le mois de janvier est intéressant à faire en premier car il fournit des bases d'apprentissage.

Pour tirer le meilleur parti de cet ouvrage, il est important de vous mettre à l'écoute de vos sensations et de vous laisser guider par elles. Il ne s'agit pas de faire de la gymnastique mais d'équilibrer, harmoniser le corps, le mental et l'émotionnel. Il s'agit de prendre son temps pour s'écouter.

N'hésitez pas à fermer les yeux pour les pratiquer, pour bien vous intérioriser, mieux ressentir. Réalisez-les tranquillement, au rythme de votre respiration, plus vous ralentirez et mieux ce sera.

Ne faites pas plus de deux ou trois exercices par jour, essayez-les et retenez ceux que vous aimez bien, ceux qui vous font le plus de bien. Petit à petit vous vous créerez un petit rituel, tous les matins ou tous les soirs pour réaliser vos exercices tranquillement et en pleine conscience. N'oubliez jamais de prendre le temps de respirer.

Soyez patient et les changements ne manqueront pas de vous étonner.

Avant de commencer je vous présente les différents types d'exercices. Les méthodes et/ou théories desquelles ils sont issus sont présentées en fin d'ouvrage ainsi qu'une bibliographie pour ceux désireux d'approfondir les sujets.

LES EXERCICES PSYCHOCORPORELS

Les exercices psychocorporels ont pour but de vous faire vivre votre corporalité, d'élargir votre champ de conscience pour entrer dans une perception de plus en plus fine du corps. Ils conduisent à dépasser la dualité corps-esprit, d'aller au-delà, en vivant intensément les phénomènes qui se montrent. L'intentionnalité joue un rôle évidemment fondamental dans la pratique de ces exercices qui vous amènent également à pressentir notre potentiel énergétique. Essentiellement issus de la sophrologie, du yoga indien et de pratiques zen, dont elle-même s'inspire, ils sont souvent très proches des exercices énergétiques. Ces exercices s'effectuent le plus souvent les yeux fermés pour plus d'intériorisation et sont toujours rythmés par votre respiration, votre souffle.

 Cette icône vous permet de repérer les exercices psychocorporels.

LES EXERCICES ÉNERGÉTIQUES

La finalité des exercices énergétiques est de favoriser le bon fonctionnement des principaux méridiens d'énergie, les mêmes que ceux utilisés en acupuncture. Chaque méridien correspond à un organe et un viscère que vous stimulez ou apaisez en fonction de vos besoins. L'intériorisation, la pleine conscience sont des notions primordiales à intégrer dans la pratique de ces exercices. Bien souvent vous aurez l'impression de ne rien faire. Pourtant soyez persévérant, bien à l'écoute de vos sensations et les résultats seront bien réels. Ces exercices sont principalement issus de la médecine énergétique, de la médecine chinoise et de la médecine ayurvédique.

 Cette image vous aide à repérer ces exercices énergétiques.

LES AUTOMASSAGES

Dans notre culture, la pratique du massage reste peu pratiquée, peut-être par pudeur, par gène, ou parce qu'associée à un excès de narcissisme. Pourtant, dans d'autres cultures, le massage fait partie intégrante de la médecine. Il permet, grâce au toucher de points spécifiques, d'équilibrer l'organisme et de maintenir le corps en bonne santé. Le massage, ou l'automassage a donc du sens en tant qu'outil thérapeutique. Il apporte une réponse concrète aux personnes pour lesquelles le toucher, le contact corporel est important. L'apprentissage de l'automassage est rapide et très ludique. Amusez-vous, seul ou en famille, vous ne risquez rien d'autre que plus d'harmonie et un bon fou rire.

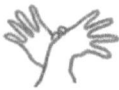 Ces exercices sont identifiés par cette image.

LES VISUALISATIONS

Cette technique peut vous paraître particulièrement difficile au début, vous n'êtes pas forcément habitué à produire des images mentales. Vous verrez qu'il ne faut pas très longtemps pour y arriver. Vous allez prendre beaucoup de plaisir à le faire et en voir les effets immédiatement. Notre cerveau a des capacités époustouflantes que nous n'utilisons que très peu, ainsi qu'une particularité amusante puisqu'il ne fait pas la différence entre une image mentale construite et la réalité. Ainsi, vous allez pouvoir agir sur votre corps et votre mental grâce à votre imagination. Cette technique est particulièrement intéressante pour gérer la douleur ou vous préparez à vivre une situation difficile (entretien, examen, opération, etc....). Laissez-vous le temps de l'apprendre, et vous serez surpris de ne plus pouvoir vous en passer.

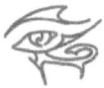 Cette icône vous permettra de repérer les visualisations.

LES MÉDITATIONS

Il n'est plus utile de démontrer les bienfaits de la méditation tant elle est médiatisée par de nombreux médecins de renoms. Dix à quinze minutes de pratique par jour suffisent. Inutile de s'assoir en lotus ou de s'habiller en moine bouddhiste pour la pratiquer. Vous pouvez faire l'expérience de la méditation chez vous tranquillement assis dans votre cuisine ou bien dehors en promenade ou encore lors de vos pauses au travail. Les exercices que je vous propose sont de simples guides, juste le temps d'apprendre ; rapidement vous n'aurez plus besoin d'aide pour méditer sans support et vous apaiser.

 Cette image vous permet de retrouver ces exercices.

LES HUILES ESSENTIELLES

Les plantes sont utilisées dans le monde entier et depuis la nuit des temps pour remédier à nos petits bobos ou soulager différents maux. Elles peuvent être employées sous différentes formes, décoctions, infusions, cataplasmes à partir de la plante elle-même. La distillation des plantes par vapeur d'eau permet d'extraire les huiles essentielles. Elles sont très odorantes et leur concentré en principe actif leur profère une puissance exceptionnelle. Vous pouvez les utilisez en massage, en diffusion, dans le bain, par voie orale, en cuisine et même en cosmétique. Je vous propose d'essayer les plus classiques ou du moins les plus utiles dans la vie quotidienne. Attention les huiles essentielles sont extrêmement concentrées en principe actif et peuvent être dangereuses si elles ne sont pas utilisées correctement. Par précaution ne les utilisez ni avec les enfants, ni avec les femmes enceintes. Respectez scrupuleusement les modes d'utilisations, voie orale, voie cutanée ou voie atmosphérique, ainsi que le dosage.

Je propose quelques huiles essentielles que j'utilise très régulièrement sans aucun problème, néanmoins vous êtes unique et pouvez réagir différemment alors soyez responsable de votre santé. N'hésitez pas à tester petitement dans un premier temps et à bien ressentir si elles vous conviennent ou pas. En cas de doute, prenez contact avec un aromathérapeute qui vous guidera en toute sécurité.

 Les huiles essentielles sont identifiées par cette image.

LES CONSEILS ALIMENTAIRES

S'il n'est qu'un conseil alimentaire à respecter c'est celui de manger de tout en fonction de vos besoins. Souvent coupés de nos sensations corporelles, envie, faim, satiété, nous avons du mal à choisir nos aliments en fonction de nos sensations primaires. Or, l'alimentation joue un rôle primordial dans le maintien d'une santé optimale en termes de prévention ou d'amélioration. Néanmoins, gardez suffisamment de distance pour ne pas tomber dans les travers de la dictature alimentaire. Ressentez, et faites-vous confiance, là encore vous seul savez ce qui est bon pour vous. Les petits conseils que je vous donne ne sont là que pour vous rappeler des choses toutes simples que vous avez peut-être oubliées.

 Vous retrouvez ces conseils grâce à cette image.

LES EXERCICES DE DÉVELOPPEMENT PERSONNEL

Ayant accompagné pendant de nombreuses années des professionnels dans leur développement personnel, je saupoudre encore dans mes consultations quelques exercices issus de ces années de coaching. Des petites choses simples à faire chez soi, tranquillement, le plus souvent par écrit, pour s'ouvrir des portes, trouver des réponses et continuer sur le long chemin de la vie qui mène à l'épanouissement. Dans le principe de globalité de l'approche humaine, ces exercices viennent agréablement compléter l'expérience de chacun. Ils constituent une aide supplémentaire, différente et souvent ludique dans le long travail de connaissance de soi. Vous les retrouverez sous forme de tests, de réflexions, voire de contes. Faites-les avec légèreté, les résultats en tant que tels n'ont aucune valeur, seule la réflexion qu'ils génèrent a de l'intérêt.

 Ils sont identifiés par cette image.

Je vous laisse maintenant vous faire le plus beau des cadeaux que vous puissiez vous faire à vous-même, celui de vous offrir votre moment présent.

Je vous souhaite une bonne pratique.

JANVIER

DÉCOUVRIR SON CORPS

On raconte que le battement d'une aile de papillon à Honolulu suffit à causer un typhon en Californie. Or, vous possédez un souffle plus important que celui provoqué par le battement d'une aile de papillon, n'est-ce-pas ?

Bernard Werber
Écrivain français

Pour commencer l'année, commençons par aller à la découverte du corps. Bien sûr vous connaissez votre corps, vous savez à quoi il ressemble avec sa tête, son tronc, ses deux bras et ses deux jambes. Vous le ressentez de l'extérieur lorsque l'on vous touche, vous caresse ou lorsque vous vous blessez. Mais que se passe-t-il à l'intérieur ? Qu'elles sont les sensations qui l'animent ? À quoi correspondent-elles ?

La réponse est là beaucoup moins aisée car soumis à l'agitation extérieure, vous ne prenez que rarement le temps d'écouter ce qui se passe à l'intérieur.

Pourtant, les clefs d'un bon équilibre, d'une bonne harmonie entre corps et esprit se trouvent à l'intérieur de vous.

Ce mois-ci, je vous propose d'apprendre à ressentir votre corps, de découvrir vos sensations corporelles, de mieux les comprendre afin d'apporter les réponses pertinentes dont votre corps à besoin au quotidien. Les exercices proposés constituent une base d'apprentissage sur laquelle vous viendrez au fil des mois ajouter des éléments. Bien que simples dans leur énoncé et ancrées dans nos cellules, ces pratiques ancestrales (nous savions tous faire cela en un temps éloigné) peuvent vous surprendre et vous risquez de ne pas y arriver facilement la première fois. C'est tout à fait normal. Il faut du temps, de la persévérance pour apprendre et de la patience pour obtenir du résultat. Soyez indulgent avec vous, prenez votre temps, faites-vous confiance et vous y arriverez. L'essentiel étant de faire le premier pas.

ET SI VOUS COMMENCIEZ PAR RESPIRER

Non pas de façon mécanique comme vous l'avez appris, en mettant très vite de l'air dans vos poumons et en le recrachant aussi vite. Mais plutôt en gonflant et dégonflant votre ventre.

RESPIRATION ABDOMINALE

Au calme, debout ou allongé, vous pouvez placer vos mains sur votre ventre et imaginez à cet endroit un ballon. À l'inspiration le ballon se 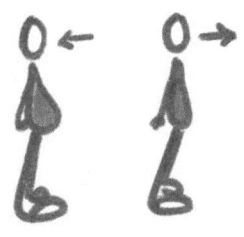 gonfle, à l'expiration il se dégonfle. Inspire, le ventre se gonfle, expire, il se dégonfle, plusieurs fois de suite.

Cette respiration abdominale va vous être d'une grande utilité, c'est la base de toute autre respiration. Et s'il n'y avait qu'une seule chose à retenir, ce serait celle-ci. La respiration abdominale, que nous avons naturellement à la naissance et que nous perdons rapidement en courant sans cesse dans nos journées, est une respiration magique. Instantanément elle calme les tensions du corps et stoppe la production de cortisol, une des hormones du stress, produites par nos glandes surrénales.

Lorsque vous maitriserez parfaitement bien la respiration abdominale, vous pourrez apprendre la respiration diaphragmatique. C'est la respiration anticrise. Crises d'angoisse, d'asthme, de spasmophilie, à chaque fois que vous avez le souffle bloqué, la sensation d'étouffer.

RESPIRATION DIAPHRAGMATIQUE

Au calme, debout ou allongé, vous pouvez placer vos mains sur vos côtes et imaginez que vous avez un accordéon à cet endroit 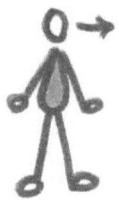 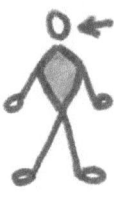 du corps. À l'inspiration l'accordéon s'écarte, à l'expiration il se referme. Inspire, les cotes s'écartent, expire, elles se resserrent.

Cette respiration est peut-être plus facile que la précédente, cela dépend vraiment de chacun. Prenez le temps de voir ce qui est mieux pour vous.

Maintenant que vous maitrisez ces deux respirations, nous allons compliquer un petit peu les choses. Vous allez apprendre la respiration complète qui va vous permettre de faire circuler l'énergie dans les 3 corps : mental, émotionnel et physique pour un meilleur équilibre.

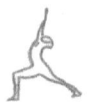

RESPIRATION COMPLÈTE

Au calme, debout ou allongé, une main sur le ventre, l'autre sur les côtes. À l'inspiration, le ventre se gonfle, puis les côtes s'écartent et l'air monte au niveau des épaules. À l'expiration, les épaules s'abaissent, les côtes se resserrent et le ventre se dégonfle en dernier. Inspire, ventre, côtes, épaules. Expire, épaules, côtes, ventre.

Je sais, c'est un peu compliqué, et vous n'y arriverez pas du premier coup, mais avec un peu de patience en vous exerçant tous les jours, d'abord dans votre lit, c'est parfois plus facile, puis debout, assis, dans la journée, elle deviendra votre respiration naturelle. Les premières fois, il se peut que vous ayez la tête qui tourne, c'est normal votre corps n'a pas l'habitude d'être aussi bien oxygéné, cela passera très vite.

JUSTE RESSENTIR SON CORPS

Maintenant que le plus important est fait, je vous propose des exercices pour commencer à ressentir votre corps, à écouter les sensations et comprendre ce qui se passe à l'intérieur de vous.

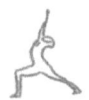

POSITION ORTHOSTATIQUE

Debout, les pieds écartés de la largeur du bassin, vous déverrouillez les genoux, serrez légèrement les muscles fessiers pour basculer le bassin vers l'avant, relâchez les épaules, les mâchoires, la tête est dans l'axe de la colonne vertébrale. Vous pouvez visualiser être suspendu au plafond par un fil imaginaire.

Dans cette position le sang, la lymphe et les énergies peuvent circuler librement. En l'adoptant chaque fois que vous êtes debout dans vos journées, vous vous préservez des tensions cervicales et lombaires et vous ressentez moins la fatigue.

Prenez systématiquement cette position pour réaliser les exercices qui se pratiquent debout.

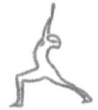

ROTATIONS AXIALES

En respiration libre et dans la position ortho-statique, réalisez une rotation autour de votre axe corporel, de droite à gauche et de gauche à 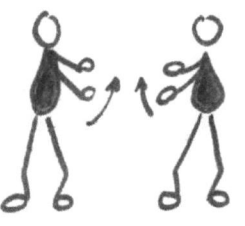 droite, les bras ballants, pendant quelques instants. Arrêtez, les yeux fermés, prenez conscience de votre verticalité.

Prenez bien le temps de ressentir les sensations. Si vous en êtes là c'est que vous avez décidé de prendre un peu de temps pour vous, alors profitez-en, rien ne presse. Vous ne débutez pas un cours de gym, vous ne vous mesurez à personne, alors soyez attentifs à vos ressentis. Si une douleur apparaît lorsque vous bougez, alors arrêtez tout de suite tout mouvement et continuez l'exercice dans votre tête. Vous pouvez simplement visualiser l'exercice et obtenir les mêmes résultats.

Au niveau énergétique les sensations sont encore plus fines, plus subtiles, et nécessitent une véritable concentration pour les ressentir. Pour vous familiariser avec cette pratique, je vous propose un exercice qui va vous permettre de vous libérer du trop-plein d'énergie stagnante qui s'accumule en haut de la tête. Il est particulièrement agréable à faire le soir après une dure journée.

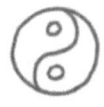

LA TRACTION DE LA COURONNE

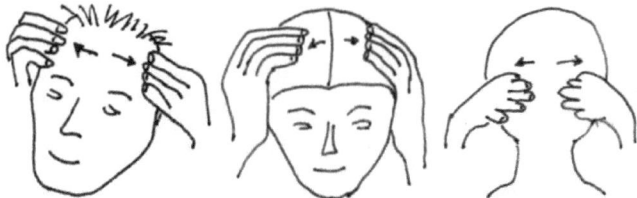

Debout ou assis, les yeux fermés, posez les pouces sur les tempes, de chaque côté de la tête. Placez le bout des doigts recourbés juste au-dessus du centre de chaque sourcil. Lentement et avec de la pression, écartez les mains afin de tendre la peau juste au-dessus des sourcils. Puis vous déplacez vos doigts un peu plus haut et refaites la même chose. Puis encore plus haut, jusqu'à que vous ayez parcouru toute la tête.

Je suis sûre qu'à ce stade, vous vous posez la question de la pertinence de ce genre de pratique, tant vous avez l'impression de ne rien faire. C'est le principe de la médecine énergétique et c'est assez bluffant. Laissez vos à priori de côté, expérimentez et vous verrez.

Pour continuer dans la prise de conscience de vos sensations et de votre schéma corporel vous pouvez faire ce petit exercice d'automassage.

DO IN DE TOUT LE CORPS

Debout, en respiration libre et profonde, tapotez avec les poings, les poignets souples :
- l'extérieur des bras en montant,
- l'intérieur des bras en descendant,
- l'extérieur des jambes en montant,
- l'intérieur des jambes en descendant,
- les reins en vous penchant un peu en avant,
- le crâne,
- le thorax, au-dessus de la poitrine,
- le plexus solaire.
Inspirez profondément en gonflant le ventre, expirez fortement en lâchant tout d'un coup. Recommencez 3 fois.

Ça réchauffe, n'est-ce pas ?

Allez maintenant installez-vous confortablement assis ou allongé, les yeux fermés, respirez profondément, calmement et laissez venir les images.

PROMENADE SUR LA PLAGE

Vous vous trouvez sur une jolie plage de sable fin, il fait beau et chaud, pas trop chaud, juste comme il faut. Vous marchez pieds nus dans le sable et ressentez les petits grains sous vos pieds, c'est agréable, reposant. Vous décidez de vous asseoir sur le sable, face à la mer, cette immensité, vous voyez et vous entendez le flux et le reflux des vagues, alors naturellement vous calez votre respiration sur le mouvement des vagues. À l'inspiration la vague monte, à l'expiration elle descend, inspire la vague monte, expire elle descend. Et tout en continuant à respirer de cette façon, vous voyez à côté de vous un sac poubelle neuf, mentalement vous prenez ce sac poubelle et vous mettez dedans tous les soucis, le stress, la mauvaise humeur, tout ce qui vous encombre et dont vous voulez vous débarrasser. Quand le sac est bien plein, vous le fermez solidement avec le lien qui se trouve à sa base et vous vous débrouillez pour le porter, le trainer jusqu'au bord de l'eau, là un bateau poubelle vous attend. Vous hissez le sac sur le bateau et aussitôt le bateau s'en va en direction de l'horizon, vous le regardez partir au loin, il devient de plus en plus petit, vous ne le voyez plus. Alors vous retournez vous asseoir sur la plage et à nouveau votre respiration se cale sur le mouvement des vagues, aussi longtemps que vous le souhaitez, et lorsque vous en aurez envie, vous rouvrirez les yeux pour revenir ici et maintenant.

Ne perdons pas de temps à faire l'éloge de la méditation, vous en connaissez déjà les bienfaits. Passons directement à son apprentissage.

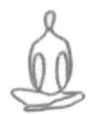

MÉDITATION DE LA FLAMME

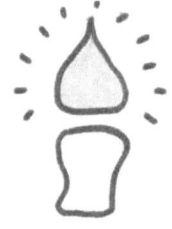

Installez-vous dans un endroit calme et asseyez-vous confortablement en gardant le cou et le dos droit sans pour autant forcer. Placez devant vous, à hauteur des yeux, une bougie allumée. Vous respirez calmement, tranquillement, sans forcer et vous portez votre attention sur la flamme de la bougie. Vous vous concentrez sur la flamme, ses couleurs, ses vacillements en vous abstenant de toute critique, tout jugement. Simplement regarder la flamme et laisser passer les idées parasites. Vous regardez la flamme de la bougie pendant 5 à 10 minutes. Vous ne vous attardez pas sur le résultat de votre méditation. Vous vous relevez lentement pour reprendre vos activités habituelles.

Pour favoriser le lâcher-prise et les bonnes résolutions de début d'année, laissez-vous portez par les huiles essentielles d'Eucalyptus.

EUCALYPTUS RADIATA

Spécifique des voies respiratoires hautes : décongestionnant, anti-infectieux et anti-inflammatoire ORL. Elle facilite la fluidité des mucosités en cas de toux et de rhume. Énergétiquement cette huile essentielle nous ramène à la réalité, à la terre et aide à se libérer des craintes et de l'anxiété.

EUCALYPTUS GLOBULUS

Spécifique des voies respiratoires basses : décongestionnant, expectorant, assainissant broncho-pulmonaire. Outre sa capacité à déboucher la sphère ORL, elle favorise la clarté dans nos futurs projets, les révélations, les prises de conscience. Respirez cette essence avant une méditation ou de mettre en place un nouveau projet.

Attention cette huile essentielle riche en cétones, ne doit pas être utilisée à long terme et est déconseillée pour les enfants en bas âge et les femmes enceintes. À utiliser avec précaution.

Bien manger, c'est adopter une alimentation variée et équilibrée, c'est-à-dire manger de tout en quantité adaptée. Cela consiste à privilégier les aliments bénéfiques à notre santé (fruits, légumes, féculents, poissons...) et à limiter la consommation de produits sucrés (confiseries, sodas...), salés (gâteaux apéritifs, chips...) et gras (charcuterie, beurre, crème...). Cet équilibre alimentaire ne se construit ni sur un repas, ni sur une journée mais plutôt sur plusieurs jours, voire la semaine. Il n'existe ni aliment interdit, ni aliment miracle. Ainsi, à l'occasion, un repas festif peut être compensé par des repas plus légers par la suite.

En médecine chinoise et médecine ayurvédique, la diététique est d'abord conçue pour entretenir la santé. C'est une pratique à part entière de la médecine, au même titre que l'acupuncture, la pharmacopée, le massage ou l'exercice énergétique. Selon les théories de la diététique chinoise, tous les aliments possèdent des propriétés entraînant une action sur le corps et sont susceptibles d'agir sur la maladie. Ces théories reposent d'abord sur les grands principes de la médecine traditionnelle chinoise, comme le Qi, le Yin et le Yang, ainsi que sur des principes propres à la diététique. Pour nous occidentaux, ces principes nous apparaissent souvent un peu compliqués.

Nous pouvons néanmoins retenir les suivants :

- Chaque personne est unique et ne sera pas sensible aux mêmes aliments.
- Plus la vitalité d'un aliment est forte, plus il est bénéfique. La vitalité d'un aliment dépend de sa fraicheur,

du mode de culture ou d'élevage, du type de cuisson et de son intégrité (transformation minimale).

- La nature d'un aliment peut être : froid, frais, neutre, tiède ou chaud. Cette nature correspond à l'effet thermique et physiologique qu'il produit dans le corps indépendamment de sa température au moment de l'absorption. On peut dire que les aliments de type tiède ou chaud ont pour effet d'augmenter l'activité métabolique et de fortifier l'énergie Yang. Les aliments de type frais ou froid ont la propriété de ralentir les réactions de l'organisme et de soutenir l'énergie Yin. Bien qu'ils possèdent d'autres propriétés, les aliments de type neutre n'ont pas d'effet thermique et devraient composer une partie importante du repas, puisqu'ils nourrissent et renforcent l'organisme sans le déstabiliser.

- Toutes les natures doivent habituellement être présentes dans un repas.

- Les aliments varient en fonction des saisons.

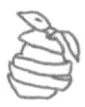

LES ALIMENTS CHAUDS

La capacité de fonctionnement d'un organe se trouve altérée lorsqu'il manque de chaleur, mauvaise circulation de l'énergie. Il est alors indispensable de consommer des mets chauds en période froide afin de maintenir l'énergie circulant dans nos organes. La viande d'agneau, l'ail, le poivre, la noix de muscade, le piment et les boissons comme le vin chaud et les alcools forts exercent un effet thermique évident, ils augmentent le Yang.

Attention cependant de ne pas consommer un vin chaud avant de braver le froid. En effet, ce dernier vous réchauffera et ouvrira les pores de votre épiderme pour évacuer cette chaleur. Une fois dehors, le froid rentre alors plus facilement dans votre organisme.

Vous pouvez manger des aliments tièdes, chauds, épicés de préférence pour lutter contre l'agression du froid extérieur. Mais il ne faut pas oublier un peu de salade et légumes frais pour équilibrer votre apport de Yin et de Yang. Les soupes, ragoûts et plats de légumes secs agrémentés de noix vous permettront de constituer des réserves et de tonifier vos reins.

Comme nous sommes au début de l'année et que vous entrez dans un apprentissage pour plus de santé, d'équilibre et d'harmonie, je vous propose un outil pour définir clairement votre objectif. Il est important de savoir précisément ce que vous voulez pour l'obtenir.

ORGANISATION D'UN OBJECTIF

Installez-vous confortablement, prenez un papier et un crayon et répondez tranquillement aux questions suivantes :
- Qu'est-ce que je veux ? : définissez votre objectif en termes positifs, dites ce que vous désirez qu'il vous arrive et non ce que vous ne voulez pas.

- En quoi est-ce important pour moi ? : décrivez quelles sont vos motivations.

- De quoi ai-je besoin ? : soyez aussi précis que possible, posez-vous les questions quand, où, comment, avec qui ?

- Est-ce réalisable ? : assurez-vous que votre objectif concerne uniquement des choses sur lesquelles vous pouvez agir directement. N'attendez pas que les autres changent.

- Comment puis-je savoir que j'ai atteint mon objectif ? : sachez dès maintenant à quoi vous ressemblerez, ce que vous ressentirez et percevrez du monde extérieur quand vous aurez atteint votre objectif.

- Quelles sont les conséquences de mon objectif dans le futur ? : votre objectif doit être écologiquement sain, désirable et bénéfique, à vous et aux autres.

- Qu'est-ce qui m'empêche d'atteindre mon objectif ? : quels sont les freins dont j'ai conscience.

- Qu'est-ce que j'ai à perdre ? : si la réponse est rien : allez-y foncez !

FÉVRIER

AMÉLIORER SON SOMMEIL

Le sommeil est pour l'ensemble de l'homme ce que le remontage est à la pendule.

Arthur Schopenhauer
Philosophe allemand

Avez-vous déjà eu du mal à vous endormir ? Vous êtes-vous déjà réveillé fatigué dès le matin ? Oui, certainement car nous rencontrons tous, à certains moments de nos vies, des difficultés pour nous endormir ou pour bien dormir. Le sommeil est une fonction vitale pour votre organisme et un très bon indicateur de votre état du moment. C'est aussi une mécanique extrêmement sensible qui peut se dérégler facilement.

Parfois vous rencontrez sur votre chemin un grain de sable ou un gros caillou qui peut vous conduire à l'insomnie. Si celle-ci est de courte durée vous pouvez simplement la constater et vous rassurez en pensant que ce n'est qu'un moment à passer. Mais lorsqu'elle s'installe, sans raison consciente et que l'idée même de ne pas réussir à dormir devient inquiétante, angoissante, alors il est nécessaire de prendre les choses en mains. Avant d'entrer dans la spirale infernale des somnifères qui ne font qu'aggraver le dérèglement de notre mécanique interne, des solutions naturelles peuvent être essayées.

Quels que soient les troubles du sommeil dont vous souffrez, quelles que soient leurs causes, dans bien des cas, il s'agit souvent, pour y remédier, d'apprendre à lâcher prise. Lâcher prise des soucis, des peurs, des angoisses, des responsabilités, de la culpabilité, de toutes les obligations qui vous encombrent l'esprit et vous empêchent de bien dormir. Les exercices présentés ce mois-ci vont vous aider à apprendre à lâcher prise et à retrouver un sommeil réparateur.

Avant tout je vous rappelle quelques principes de bon sens que nos vies trépidantes nous font bien souvent oublier.

Votre lit doit être assez long et large, et avoir le bon degré de fermeté pour ne pas solliciter les articulations, les hanches, les épaules ni la cage thoracique. Un bon oreiller soutenant la nuque améliore la qualité du sommeil. La chambre doit être assez fraîche, la température idéale est de 18 degrés. Elle doit aussi être sombre, car vous percevez la lumière même les yeux fermés, or la lumière déclenche des processus qui engendrent le réveil. Évitez de mettre en veille des appareils électroniques dans votre chambre (téléphone, télévision, ordinateur...).

En vous couchant et en vous levant à peu près à la même heure tous les jours, vous créez, vous donnez des habitudes à votre corps. Même si vous vous êtes couché tard ou que vous avez mal dormi, il est bon de vous lever à l'heure habituelle. Autrement, vous risquez de déstabiliser votre rythme circadien et de mal dormir la nuit suivante. Si vous avez un rituel avant de dormir, lire quelques pages par exemple, ne changez pas, même si vous vous couchez tard.

Avant d'aller vous coucher, laissez votre corps se détendre et supprimez le stress mental et physique. La chambre doit être réservée au sommeil et à la détente. N'utilisez donc pas votre lit pour travailler, regarder la télé, etc. Adaptez la lumière de manière à créer une ambiance agréable et pratiquez vos petits exercices. Ne prenez pas de bain chaud juste avant d'aller au lit. Cela fait monter la température corporelle et ne favorise pas l'endormissement.

30 minutes c'est le temps maximal que vous devez mettre pour vous endormir. Si vous ne pouvez pas dormir, faites autre chose pour vous détendre. Quand vous serez fatigué, vous pourrez retourner vous coucher. Il vaut mieux bien dormir 6 heures que mal dormir 8 heures !

La pratique d'une activité physique modérée (marche, vélo, footing léger…), non compétitive et suivie de technique de relaxation (stretching, respiration profonde, massage…) peut améliorer la qualité de votre sommeil. Il est préférable de pratiquer entre 4 heures et 8 heures avant votre heure de coucher habituelle.

L'exposition à la lumière du soleil diminue le taux de mélatonine dans le sang, ce qui donne de l'énergie et aiguise les sens. Le soir, quand la lumière du soleil s'estompe, la quantité de mélatonine augmente et la fatigue se fait sentir. C'est pourquoi la lumière du soleil aide l'horloge interne du corps à réguler le besoin de sommeil.

Si malgré cela vous ne parvenez pas à vous laisser aller à un sommeil réparateur vous pouvez essayer les exercices suivants.

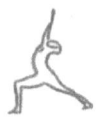

RESPIRATION DE DÉTENTE

Au calme, debout ou allongé dans votre lit, vous respirez profondément de façon complète, à l'inspire le ventre se gonfle, puis les cotes s'écartent et l'air monte au niveau des épaules. À l'expiration, les épaules s'abaissent, les cotes se resserrent et le ventre se dégonfle en dernier. Pour accentuer la détente, vous effectuez cette respiration en comptant jusqu'à 4 sur l'inspiration, vous restez un temps poumons pleins, et vous expirez sur 6 ou 8 temps. Inspire, ventre, cotes, épaules sur 4 temps. Rétention de l'air sur 1 temps. Expire, épaules, cotes, ventre sur 6 ou 8 temps. Plus l'expiration sera longue, plus profonde sera la détente.

Afin de bien dormir, il est important de se débarrasser de toutes les tensions accumulées dans la journée. De se libérer du négatif qui vous empoissonne l'esprit et vous conduit à la rumination. Si en vous couchant, le petit vélo que vous avez dans la tête se met en route, vous aurez du mal à trouver le sommeil. Voici deux exercices pour arrêter votre petit vélo et expulser le négatif.

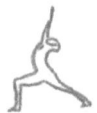

TENSION / DÉTENTE

Debout ou allongé dans votre lit, vous inspirez profondément, vous bloquez l'air dans vos poumons et dans le même temps vous

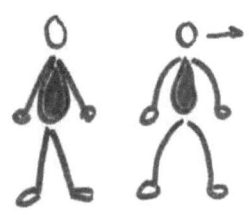

tendez, crispez, serrez, tout le corps, et lorsque le besoin s'en fait sentir vous soufflez fortement en relâchant tous les muscles d'un seul coup. Ne crispez pas la tête, elle l'est déjà bien assez, et ne serrez pas au point de vous faire mal. Vous faites cet exercice trois fois de suite et entre chacune des tension/détente vous prenez le temps de prendre conscience des points de contact de votre corps sur le sol ou le lit, puis conscience de votre respiration, à quel endroit cela respire en vous, qu'elle est son amplitude, son rythme. Simplement constater ce qui se passe en vous, sans jugement, sans critique.

Le sommeil est une mécanique très délicate et sensible. Au cours de la nuit, vous alternez des phases de sommeil lent qui repose le corps et de sommeil paradoxal. C'est lors du sommeil paradoxal que le cerveau prend les commandes. C'est la phase des rêves qui jouent un rôle essentiel dans l'équilibre mental. C'est le moment aussi où l'esprit résout les problèmes rencontrés dans la journée. Voilà pourquoi il est important de bien dormir et de façon naturelle. Le massage de certains points d'acupuncture peut parfois suffire à bien dormir.

POINTS DES PIEDS

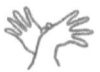

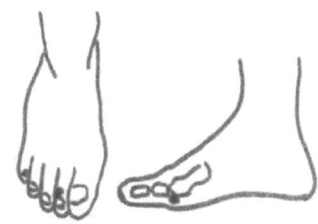

Sur les pieds, le premier point se situe à l'extrémité du second orteil, juste à l'angle extérieur de l'ongle. Le deuxième point est situé sur le bord intérieur des pieds, à la base du gros orteil, en arrière de la saillie osseuse qui renfle la base de ce gros orteil. Massez indifféremment un pied ou l'autre ou les deux simultanément. Vous pouvez compléter en vous massant instinctivement la plante du pied, puis tout le pied avec une huile de massage. Laissez vos mains faire naturellement en insistant sur les parties sensibles.

POINT MAÎTRE

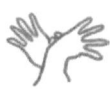

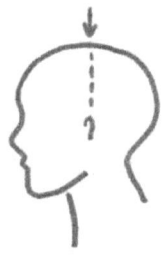

Ce point se situe sur la tête, au sommet du crâne, à l'intersection d'une ligne médiane et d'une ligne passant par le sommet des deux oreilles, presque au milieu du crâne, chercher ce point, il est souvent très sensible et massez-le longuement et lentement.

La médecine tibétaine a une approche similaire pour traiter l'insomnie car elle propose de frictionner avec de l'huile tiède les plantes des pieds, des mains et le sommet du crâne avant d'aller se coucher. Peut-être un peu moins pratique à faire !

Au moment de vous endormir, la visualisation peut être d'un grand secours. Se concentrer sur son corps stoppe le flot de pensées qui vous envahit et aide à lâcher prise, à se laisser aller dans un sommeil profond et réparateur. Vos grand-mères vous suggéraient de compter les moutons, vous pouvez aussi essayer ces visualisations.

TÊTE ET SOL

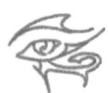

Allongé dans votre lit, vous répétez mentalement deux fois les zones de votre corps associé à « et sol ». Entre chaque répétition vous respirez profondément de façon complète en posant votre conscience sur la zone annoncée. Il est fort probable que vous dormiez bien avant d'avoir énoncé toutes les zones ci-après : Tête et sol / Nuque et sol / Épaules et sol / Bras et sol / Coudes et sol / Avant-bras et sol / Mains et sol / Tous les bras et sol / Haut du dos et sol / Milieu du dos et sol / Bas du dos et sol / Tout le dos et sol / Fesses et sol / Cuisses et sol / Genoux et sol

/ Mollets et sol / Talons et sol / Jambes et sol / Tout le corps et sol.

Attention, si vous oubliez de dire le ET, cela ne fonctionne pas. Il est aussi Impératif de garder SOL même si vous êtes en voiture (en tant que passager) ou en avion. Si vous vous réveillez, vous recommencez. C'est énervant n'est-ce pas !

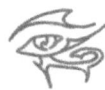

VISUALISATION SOMMEIL

Une autre technique consiste à vous visualiser en train de dormir. Allongé dans votre lit, le corps parfaitement détendu, les yeux fermés, vous vous voyez sur le matelas dont vous ressentez pleinement la consistance sur les différentes parties du corps. Vous sentez la couverture douce, moelleuse sur les parties découvertes de votre corps. Vous sentez son parfum, son odeur. Vous vous voyez en train de bien dormir, profondément, vous sentez que votre sommeil est réparateur. Vous pouvez même vous imaginer vous réveiller le matin. Vous vous voyez en train de vous étirer généreusement dans votre lit pour remettre votre corps en mouvement. Vous vous levez tranquillement, vous vous réchauffez doucement, vous êtes en pleine forme et de bonne humeur, prêt pour une magnifique journée.

La pratique de la méditation, le soir en fin de journée, peut aussi grandement favoriser l'endormissement. Essayez de la pratiquer de cette façon.

MÉDITATION PAR LA RESPIRATION ALTERNÉE

Assis confortablement, le dos bien droit, le sommet de la tête bien redressé, vous laissez le corps se détendre, en relâchant les mâchoires, les épaules, la respiration trouve son bon rythme. Avec le pouce droit, fermez la narine droite, inspirez lentement par l'autre narine en vous concentrant sur le trajet de l'air, fermez la narine gauche, ouvrez la narine droite, et expirez lentement, puis changez de narine et répétez une dizaine de fois ou un bon quart d'heure si vous pouvez.

Vous baillez, vos yeux piquent, vous ressentez de la lassitude, votre corps vous dit qu'il est temps d'aller vous coucher. Écoutez-le, ne ratez pas le train du sommeil car le prochain ne passera que dans 90 minutes.

De nombreuses huiles essentielles ont une action bénéfique sur les troubles du sommeil. Je vous en propose deux, essayez-les et trouvez celle qui vous convient le mieux en fonction de votre état du moment.

MANDARINE ROUGE (CITRUS RETICULATA)

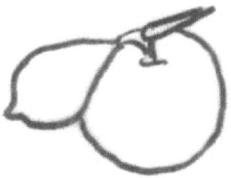

Grande huile du système nerveux, la Mandarine est un puissant calmant et relaxant. Idéale pour éliminer le stress, les angoisses et pour se préparer à un sommeil réparateur. Son parfum calme rapidement. Vous pouvez la diffuser, la prendre par voie orale, 1 goutte dans une cuillère de miel, ou encore l'appliquer directement sur le plexus solaire, la face interne des poignets et le long de la colonne vertébrale. Cependant ce n'est pas une essence pour le massage car il y a risque de sensibilisation cutanée.

LAVANDE VRAIE (LAVANDULA ANGUSTIFOLIA)

Calmante et sédative, cette huile favorise le sommeil, l'élimination des tensions nerveuses et des migraines. Elle est indispensable pour traiter les pathologies nerveuses par voie cutanée. Calme les spasmes, l'agitation et l'anxiété. Elle est également réputée pour favoriser le renouvellement des cellules et est utilisée pour lutter contre les infections cutanées telles que l'acné, le psoriasis ou les mycoses. Il est peu indiqué de l'utiliser par voie orale, préférez la voie cutanée. Directement sur la peau, dans l'eau du bain ou encore deux gouttes sur le revers de la taie d'oreiller pour un endormissement rapide.

Une mauvaise hygiène alimentaire, un excès d'aliments gras ou épicés, des repas trop copieux peu de temps avant de se coucher, peuvent endommager les fonctions digestives et créer une stagnation de nourriture dans l'estomac. Dans ce cas, l'insomnie se traduit par un sommeil agité, accompagné de nombreux rêves.

Là encore, rappelez-vous ce que disaient vos grand-mères.

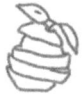

N'AYEZ PAS FAIM EN ALLANT VOUS COUCHER

Vous ne devez pas avoir faim en vous couchant, ni manger trop tard ou trop lourd car un repas copieux avant d'aller au lit active le processus de digestion. Prenez plutôt une collation qui calme votre faim, et prenez un bon petit déjeuner en vous levant le matin.

BUVEZ UNE TISANE AVANT D'ALLER DORMIR

Les tisanes de camomille ou de tilleul, par leur effet relaxant, apaisant, vous aideront à trouver le sommeil. Consommez-les après le repas, avant d'aller vous coucher. Prendre le temps de se préparer et de savourer une tisane constitue en soi un petit rituel relaxant qui permet de lâcher les tensions de la journée.

En médecine traditionnelle chinoise, l'insomnie s'explique en fonction d'un déséquilibre entre le Yin et le Yang, les deux composantes opposées et complémentaires de l'univers.

Le Yin correspond à la nuit, à l'obscurité, au repos, à la tranquillité, à l'immobilité et à l'intériorisation. Le Yang correspond au jour, à la lumière, au mouvement, à l'agitation et à l'extériorisation. Le Yin correspond à ce qui nourrit et humidifie le corps (le sang, les liquides du corps), tandis que le Yang correspond à la forme d'énergie la moins matérialisée (le dynamisme, le mouvement).

Le sommeil viendra facilement et ne sera pas perturbé si le cycle du Yin et du Yang est harmonieux. Lorsque vient la nuit, le Yin doit être assez fort pour dominer le Yang et l'amener à s'intérioriser. Si le Yang est en excès, il y a alors hyperactivité, agitation. En langage imagé, les Chinois disent que le Yang, dans cet état de déséquilibre, ne peut pénétrer profondément dans le corps, ne peut s'intérioriser.

Plusieurs facteurs peuvent perturber l'équilibre entre le Yin et le Yang et provoquer des troubles du sommeil : les problèmes émotionnels, le manque d'exercice, l'excès de travail physique ou intellectuel, le stress mal géré ou encore une alimentation et une hygiène de vie inadéquates. Si les périodes d'activité (Yang) ne sont pas entrecoupées de périodes de détente (Yin), le physique et le mental deviennent trop agités : le Yang domine le Yin.

LE CALCIUM ET LE MAGNÉSIUM PEUVENT CALMER LE MENTAL

Le calcium fait descendre le Yang et stimule le Yin. On le retrouve principalement dans les produits laitiers, les poissons en conserve (sardines et saumon avec les os), les céréales entières, les légumes, les fruits et légumineuses, les graines de sésame et de tournesol. Le magnésium est bénéfique pour le Yin ; il est très utile dans les cas d'insomnie avec anxiété et irritabilité. On le retrouve principalement dans les amandes, les noisettes, les noix, les figues, les légumes verts à feuilles, les fruits de mer, les poissons, les légumineuses, les céréales entières et les graines de sésame et de tournesol.

Il est important d'agir tôt pour empêcher que ces déséquilibres ne s'aggravent. Le simple fait de changer certaines habitudes peut souvent aider à régler le problème.

Si c'est insuffisant, une rééquilibration énergétique à l'aide de l'acupuncture pourra être bénéfique pour plusieurs types d'insomnies.

Toujours dans l'objectif de lâcher prise, de se débarrasser des tensions avant d'aller se coucher, une activité calme et reposante peut consister tout simplement à colorier un joli mandala.

Mandala est un terme sanskrit signifiant cercle, et par extension, sphère, environnement, communauté. Le diagramme symbolique du mandala peut servir de support de méditation. Certains mandalas, très élaborés et codifiés, en deviennent semi-figuratifs, semi-abstraits. Il a été noté que sans en avoir le nom, le mandala existait dans la tradition chrétienne, de même que dans certaines représentations des Indiens d'Amérique du Nord (Navajos). Ils sont en général formés de triangles, de carrés et de cercles imbriqués qui, d'une part véhiculent des contenus conscients à la signification connue et qui, d'autre part, interpellent directement les structures psychiques inconscientes.

LES MANDALAS

Les mandalas ressemblent un peu aux rosaces que vous faisiez enfant à l'école. Se concentrer sur leur coloriage apaise profondément le mental.

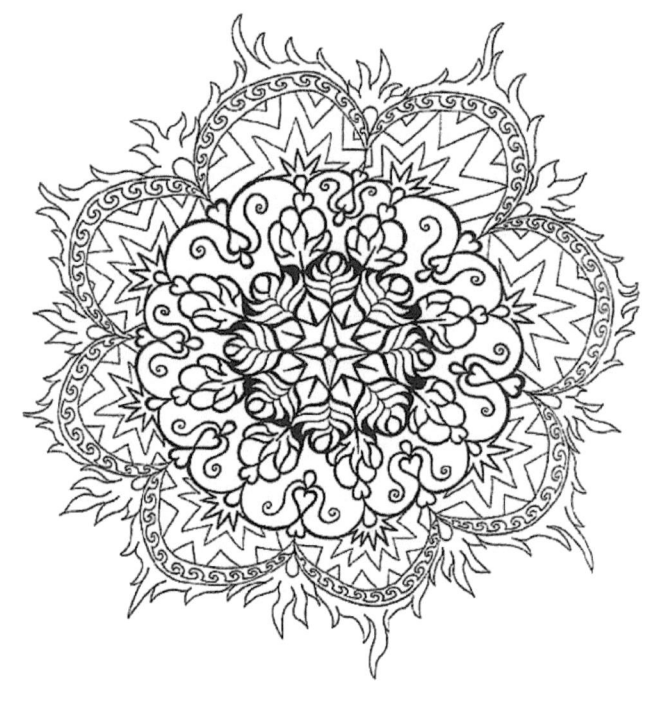

MARS

RENAITRE AU PRINTEMPS

C'est en penchant l'oreille, tout près des mousses, qu'on entend chantonner les sources.

Marie Angel
Écrivain français

Le printemps, la saison du renouveau ! Quelle joie de sentir la nature se réveiller. Quel plaisir de retrouver une douce chaleur et une belle luminosité. L'éveil des sens, la renaissance après le repli sur soi. Ce sont des évocations agréables et pourtant pas toujours faciles à vivre. Le corps et le mental engourdis par le froid et le repli imposé par l'hiver ont souvent un peu de mal à se réveiller, à se remettre en route. Le passage des énergies telluriques aux énergies célestes peut engendrer fatigue, irritabilité, colère, allergies, voire dépression.

Ces ressentis sont communs à beaucoup d'entre nous et nous montrent à quel point nous sommes des mammifères reliés à la nature et influencés par ses mouvements. Ces situations parfois désagréables nous rappellent simplement que nous sommes bien des êtres vivants.

Tels des papillons enfouis dans leur chrysalide, nous voulons nous débarrasser de nos vêtements, lourdeurs, kilos pour sortir vibrer, voler vers l'extérieur. Et c'est très bien puisque c'est ce qu'engendre le mouvement de la terre au printemps. Mais attention, n'allez pas trop vite. Dans tout ce que nous faisons, nous avons tendance à aller de plus en plus vite, à brûler les étapes pour atteindre un résultat, un idéal. Or, il est inutile d'aller contre les mouvements naturels, de forcer le passage, sous peine de se faire mal, de se blesser, de déchirer ses ailes.

Au printemps, le maitre mot est la tempérance. Acceptez que votre mental et votre corps s'éveillent tout doucement. Respectez leur propre rythme pour sortir de leur cocon. Aidez-les à s'étirer, se remettre doucement en rythme en pratiquant des exercices tout doux. Prenez le temps de devenir un magnifique papillon.

En médecine chinoise le printemps correspond à l'élément bois. L'énergie Yin de l'hiver s'abaisse pour laisser progressivement place à l'énergie Yang qui atteindra son paroxysme en été. Comme toute saison de transition, le printemps génère un mouvement qui peut s'avérer éprouvant, fatiguant pour le corps. L'organisme doit faire des efforts pour se remettre en route et le foie et la vésicule biliaire doivent être particulièrement soutenus.

Les exercices présentés ce mois-ci vous aideront à relancer vos énergies et à vous sentir moins fatigué et plus enjoué.

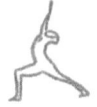

RESPIRATION EN RECTANGLE

Dans cet exercice, les temps d'apnées sont 3 fois plus courts que les temps d'inspirations et d'expirations. Inspirez sur 3 temps, poumons pleins, retenez l'air pendant 1 temps, expirez sur 3 temps, poumons vides, retenez pendant 1 temps. Recommencez cette respiration plusieurs fois de suite, puis prenez le temps de prendre conscience des sensations induites.

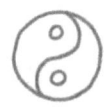

ETIREMENTS MÉRIDIENS FOIE ET VÉSICULE BILIAIRE

L'énergie de ces méridiens circule sur le côté du corps, de la tête jusqu'aux pieds et à l'intérieur des jambes. Les étirements des méridiens permettent de réguler 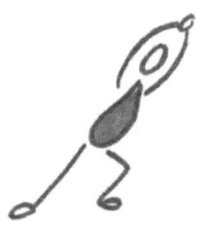 l'énergie. Debout, les pieds écartés, à l'inspiration les bras se lèvent au-dessus de la tête, expiration les bras et le buste basculent sur le côté dans un léger étirement. Inspiration les bras et le buste reviennent au centre. Expiration les bras et le buste basculent de l'autre côté. Ainsi de suite, trois fois de chaque côté puis laisser vous ressentir les sensations générées par cet étirement.

Vous pouvez également faire cet étirement de façon statique, à l'inspiration les bras se lèvent, expiration vous prenez la position, puis trois respirations le long du corps. La même chose de l'autre côté.

Dès le matin, ou plusieurs fois dans journée, montez et descendez sur les talons. Ne forcez pas, ce simple mouvement permet de relancer les énergies.

Voici un exercice amusant que j'appelle personnellement « la majorette ». Il facilite le croisement de l'énergie entre les hémisphères droit et gauche du cerveau pour plus d'équilibre. Il améliore la coordination et clarifie la pensée.

LE CRAWL CROISÉ

Debout, levez simultanément le bras droit et la jambe gauche puis inversez. Refaites ce mouvement une dizaine de fois de suite. Amusez-vous à le faire faire aux enfants, notamment avant les devoirs s'ils ont un peu de mal à se concentrer. Le fou rire est garanti ainsi qu'une meilleure attention.

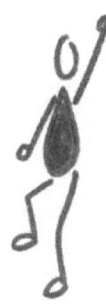

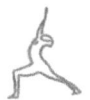

YOGA DES YEUX

Les exercices de yoga des yeux doivent être faits de jour afin de bénéficier de la lumière naturelle. Ne forcez jamais, sachez vous arrêter si vous sentez la moindre fatigue.
- Frottez vos mains l'une contre l'autre afin de créer de la chaleur dans les paumes. Puis, placez les paumes par-dessus les yeux sans les toucher. Les doigts des mains restent serrés pour ne pas laisser passer la lumière. Les yeux sont fermés, ressentez la douce chaleur qui émane de vos mains et détend vos yeux.

- Faites ciller vos yeux, regardez votre pouce en clignant une fois des paupières puis rouvrez lentement les yeux. Regardez ensuite votre index en cillant deux fois des paupières puis rouvrez lentement les yeux. Même exercice en clignant trois fois les paupières pour le majeur, quatre fois pour l'annulaire et cinq fois pour l'auriculaire, rouvrez à chaque fois lentement les yeux.

- Travaillez l'accommodation, placez le pouce d'une main à hauteur du visage, bras tendu devant vous et fixez l'ongle de votre pouce. Puis avancez doucement le pouce vers votre nez en maintenant votre regard fixé sur l'ongle de votre pouce. Faites ainsi trois circuits.

- Sans bouger la tête, regardez en haut, en bas, à gauche, à droite, faites un cercle dans un sens, un cercle dans l'autre sens, plusieurs fois. Dessinez avec votre index tendu devant vous le signe de l'infini (un huit allongé), sans bouger la tête suivez plusieurs fois le bout de votre index avec vos yeux.

- Respirez avec vos yeux, placez votre attention dans les yeux, inspirez symboliquement par les yeux, expirez symboliquement par les yeux. Vous constatez que la pression intérieure varie légèrement entre l'inspiration et l'expiration.

- A nouveau frottez vos mains l'une contre l'autre afin de créer de la chaleur dans les paumes. Placez les paumes par-dessus les yeux sans les toucher et ressentez à nouveau la douce chaleur qui émane de vos mains et détend vos yeux.

Attention, en cas d'hypertension artérielle, de vertiges, d'otite ou de décollement de la rétine, abstenez-vous si vous n'êtes pas guidé.

Toujours dans l'idée de faire monter les énergies Yang, vous pouvez, avec une brosse ou avec les doigts, vous peigner les cheveux. Il s'agit de stimuler tout le cuir chevelu par lequel convergent de nombreux points d'acupuncture. Non seulement la sensation est très agréable mais en plus vous améliorez votre équilibre énergétique.

Les méridiens du foie et de la vésicule biliaire peuvent aussi être stimulés par automassage. Tous les points du méridien peuvent être massés. Je vous propose les deux suivants car ils sont très accessibles.

POINT SOUS LE SEIN

Avec le bout des doigts tapotez deux points situés juste sous les seins, ils correspondent au dernier point du méridien du foie. Si ces points sont trop

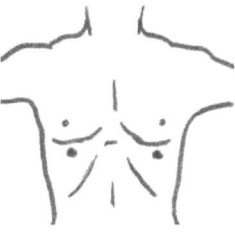

sensibles, massez pendant quelques minutes pour soutenir le foie.

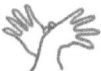

POINT COIN DE L'ŒIL

Avec le bout des doigts tapotez le point situé au coin de l'œil. Ce point est situé sur le méridien de la vésicule biliaire. Vous pouvez tapoter ou masser indifférement le point de l'œil gauche ou de l'œil droit.

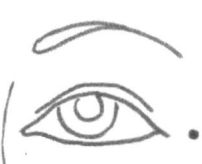

C'est facile à faire, cela ne prend pas de temps et vous serez surpris du résultat. Soyez attentif à vos sensations !

Pendant l'hiver tout notre corps s'est engourdi et tous nos sens également. Repliés sur nous-mêmes pour nous protéger du froid, nos sens se sont endormis. Il est temps maintenant de les réveiller au rythme de la nature et en profitant d'elle. Promenez-vous le plus souvent possible en forêt, regardez les arbres qui s'habillent de vert, sentez, touchez les primevères, jonquilles et autres coucous, émerveillez-vous d'un grillon qui sort de terre. Sollicitez tous vos sens pour encore mieux ressentir et profiter de la beauté qui vous entoure.

Vous pouvez aussi éveiller vos sens, sans sortir de chez vous, confortablement lové dans le canapé, ou assis sur votre chaise pendant votre pause au travail, en suivant cette visualisation.

VISUALISATION DES 5 SENS

Installez-vous confortablement, debout, assis ou allongé. Relâchez rapidement l'ensemble du corps, laissez la respiration s'installer tranquillement. Observez la pièce autour de vous, distinguez les détails, la luminosité, le volume. Fermez les yeux et imprégnez-vous, derrière les paupières closes, de l'empreinte laissée par cette observation (lumière, couleurs...). Puis imaginez que vous avez les grandes oreilles d'un éléphant et dans un premier temps soyez attentif aux sons extérieurs sur un vaste périmètre (voitures au loin, oiseaux, aboiements...), puis réduisez le champ auditif à un son dans la pièce et enfin, percevez votre propre respiration, perception fine, proche et intime. Le son se transforme maintenant en sensation interne de respiration, et par la localisation de cette sensation interne de vider et remplir, ressentez la texture des vêtements qui se soulèvent à cet endroit, différence entre le bas du corps et le haut. Contact des cheveux sur le cuir chevelu, du corps sur le support, de l'air sur les parties non couvertes... Prenez maintenant un instant pour ressentir votre corps dans sa globalité et testez votre degré de détente sur une échelle de 1 à 10.

La couleur associée au printemps est le vert. Les prés verdissent, les arbres verdissent. Du vert clair, du vert foncé s'empare du paysage. Le vert symbolise la paix intérieure, la quiétude, l'absence de conflit. Alors n'hésitez pas à respirer le vert. Inspirez profondément en laissant le vert venir à vous, et sur l'expiration, le vert se diffuse à l'intérieur de vous, dans votre poitrine et plus particulièrement au niveau du chakra du cœur à laquelle cette couleur correspond. Ressentez la sérénité vous envahir.

Au printemps peuvent apparaître ou réapparaitre des états dépressifs, des insomnies, des phases d'anxiété, d'irritabilité ou encore de colère. Les huiles essentielles vous seront très précieuses pour gérer ces émotions passagères.

ROSE DE DAMAS (ROSA DAMASCENA)

L'huile essentielle de Rose de Damas agit pour le bien-être psychologique. Dans ce cadre, elle concentre son action sur le cœur auquel elle insuffle plus de vitalité, plus d'énergie pour combattre la tristesse, la dépression et les pensées négatives. Elle vous transporte vers le lâcher-prise, vous aide à surmonter les blessures sans amertume et à restaurer la confiance. Reliée au chakra du cœur, elle ouvre à l'amour universel, à la compassion et à la tendresse. Cette huile étant très chère, vous pouvez la diluer dans de l'huile de jojoba, 6 gouttes pour 30 ml de jojoba, et vous masser la zone du cœur ou verser 1 à 2 gouttes dans la paume de la main et inspirez profondément.

La diététique du printemps consiste à accompagner l'énergie du foie qui correspond au mouvement du bois. Vous favoriserez, en cette saison, la saveur doux plutôt que l'acide pour soutenir la rate et éviter l'excès du foie. Réduisez les quantités de nourriture et de boisson.

LA DIÉTÉTIQUE DU PRINTEMPS

Voici une liste d'aliments bénéfiques à consommer au printemps.

Légumes : asperge, artichaut, aubergine, carotte, chou-fleur, concombre, courgette, épinard, haricot vert, oignon, petits pois, pissenlit, poivron, radis, salade, tomate.

Fruits : abricot, banane, cerise, figue, fraise, kiwi, melon, nectarine, pastèque, pêche, prune.

Céréales et légumineuses : blé, épeautre, orge, millet, soja.

Produits animaux : fromages légers (plutôt chèvres et brebis), poissons maigres, viande très peu grasse, volaille.

Préférez les condiments comme l'ail et l'échalote.

L'hygiène de vie pendant le printemps consiste à préparer l'été, qui sera la phase de plus grande dépense d'énergie. Le printemps est la saison du foie qui aime les drainages. Il est donc bon à cette période d'envisager une cure de détoxination de cet organe grâce aux plantes comme le pissenlit, l'artichaut, le radis noir, le romarin, ou bien à l'aide de tisanes ou de produits prévu à cet effet, que l'on trouve désormais facilement dans le commerce, ou plus simplement avec du jus de citron. Un demi-citron frais dans une tasse d'eau et un peu de miel le matin durant trois semaines. On peut aussi penser à de courtes périodes de jeûne. Faites le nettoyage à l'intérieur comme à l'extérieur.

En guise de méditation et pour approfondir la connaissance que vous avez de vous-même, je vous propose la lecture d'un petit conte. Prenez le temps de le lire tranquillement, au calme. Lorsque vous aurez terminé de le lire, fermez les yeux et laissez votre esprit divaguer, vous emmener tout seul dans les images, sans contrôle. Respirez profondément et rouvrez les yeux au bout de quelques minutes.

LE TABLEAU DE LA PAIX

Il y avait une fois un roi qui avait offert un prix à l'artiste qui peindrait le plus beau tableau représentant la paix. Beaucoup d'artistes essayèrent. Le roi regarda tous les tableaux, mais deux seulement lui plurent vraiment et il dut choisir entre les deux.

Le premier tableau représentait un lac calme. Le lac était un miroir parfait, et de hautes montagnes harmonieuses l'entouraient. Le ciel était tout bleu avec des nuages blancs et cotonneux. Tous ceux qui virent ce tableau pensaient qu'il était une parfaite représentation de la paix. L'autre tableau comportait également des montagnes. Mais ces montagnes étaient abruptes et rocailleuses. Il y avait par-dessus un sombre ciel de pluie traversé d'éclairs. À côté de la montagne coulait une cascade écumeuse. Ce n'était pas du tout un paysage de paix. Mais lorsque le roi le regarda, il vit derrière la cascade un tout petit buisson qui poussait dans une crevasse. Dans le buisson, une maman oiseau avait construit son nid. Là, au milieu du bouillonnement de l'eau écumeuse, la maman oiseau reposait dans son nid... la paix absolue. Quel tableau, croyez-vous, remporta le prix ? Le roi choisit le second tableau. Savez-vous pourquoi ? « Parce que, expliqua le roi, la paix ne signifie pas être à un endroit où il n'y a aucun bruit, aucun problème, aucune difficulté. La paix signifie être au milieu de toutes ces choses et malgré tout être calme dans votre cœur. C'est ça, le vrai sens de la paix. »

AVRIL

GÉRER LES ÉMOTIONS

Rester en colère, c'est comme saisir un charbon ardent avec l'intention de le jeter sur quelqu'un ; c'est vous qui vous brûlez.

Bouddha

Notre culture, notre éducation ne nous apprennent pas vraiment à exprimer nos émotions. Peu de familles expriment facilement leurs ressentis. Au contraire, dès le plus jeune âge, nous sommes sommés de ne pas pleurer, crier ou même rire trop fort et surtout en public. Ainsi nous apprenons très tôt à faire ce que j'appelle la « cocotte-minute ». Dès que nous ressentons une forte émotion, nous la contenons pour faire bonne figure. Et nous entassons, nous accumulons jusqu'à ce que la cocotte-minute explose. Alors peut-être pouvez-vous apprendre ce mois-ci à expulser le trop plein d'émotions par la soupape de sécurité de la cocotte avant d'exploser.

Lorsqu'il y a trop plein, nous ne pouvons plus contenir, même la raison n'y peut plus rien. Cela explose soit via le mental, nous sommes submergés, soit via le corps qui réagit, des conflits internes, des tensions se créent physiquement. Cela peut faire mal, le corps nous indique, nous envoie des signes d'alarme et si nous ne l'écoutons pas il cri très fort : c'est la maladie.

S'il est donc un sujet primordial pour préserver votre santé physique et mentale, c'est bien celui des émotions. Ces émotions que nous craignons tant de vivre, par peur de débordement, peur du jugement des autres, peur de découvrir des facettes déplaisantes de notre personnalité. Ces émotions sont vitales, essentielles, elles nous démontrent sans cesse que nous sommes des êtres humains faillibles mais bien vivants. Que serait la vie sans émotion ? Elle ne serait pas tout simplement car nous ne sommes qu'émotions. Chaque jour dans tout ce que nous faisons nous sommes parcourus d'émotions. Même lorsque nous saisissons un stylo pour écrire, quelques nanosecondes avant le geste notre cerveau active une émotion.

N'ayez pas peur de vos émotions, allez à leur rencontre pour les apprivoiser, les vivre pleinement. Elles ne sont pas honteuses mais seulement l'expression de la vie. Rien ne sert de vouloir les maîtriser, au contraire, accueillez-les, laissez-les s'exprimer.

Chaque jour nous sommes traversés par une multitude d'émotions dont nous n'avons même pas conscience. Les émotions négatives restent plus facilement ancrées en nous. Nous ruminons, nous ressassons faute d'avoir pu exprimer notre colère, notre tristesse en temps utile. Nous ne pouvons tout de même pas hurler en plein milieu d'une réunion de travail ! Néanmoins ne restez pas trop longtemps avec ces ressentiments car c'est véritablement néfaste pour votre santé. Prenez le temps, en fin de journée, chez vous, isolé des autres, d'évacuer ce qui vous encombre.

Il existe différentes façons de le faire. Choississez parmi les exercices suivants ce qui vous correspond le mieux.

Cet exercice va vous permettre d'évacuer la colère, diminuer l'agressivité, vous débarrasser d'une émotion négative. Isolez-vous, à l'abri des regards pour ne pas être dérangé et vivre pleinement votre moment.

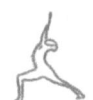

LA CIBLE

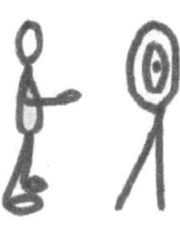

Debout, imaginez devant vous une cible ou un punching-ball, placez-y symboliquement votre colère, votre ressentiment ou votre émotion négative. Inspirez et placez le bras vers l'arrière du corps en pliant le coude et en fermant le poing en direction de la cible (geste du tireur à l'arc). Retenez l'air un court instant dans vos poumons. Expirez fortement en projetant le bras vers la cible imaginaire, comme si vous vouliez donner un fort coup de poing, vous pouvez aussi crier en même temps que vous frappez la cible. Vous refaites ou moins trois fois de suite ce mouvement en changeant de bras si besoin. Lorsque vous avez terminé, prenez le temps de rester les yeux fermés pour ressentir ce qu'il y a à ressentir.

Les émotions négatives viennent le plus souvent se loger dans notre ventre, c'est notre centre émotionnel. Vous avez l'estomac noué, du mal à digérer, des nausées ou le transit perturbé. Le langage commun ne nous dit-il pas que nous avons du mal à avaler le morceau, digérer la situation, etc ? Le corps et l'esprit étant intimement liés, il peut être interressant de prendre soin de votre ventre pour gérer vos émotions. Notamment de l'estomac et de la rate dont vous pouvez débloquer les énergies en faisant l'étirement ci-après.

ÉTIREMENT MÉRIDIENS RATE ET ESTOMAC

Assis sur les pieds, posez les mains derrière en appui, la tête penchée vers l'arrière dans la ligne du buste. Inspirez profondément, à l'expiration soulevez le 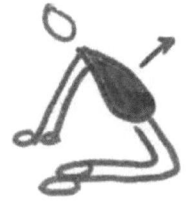 bassin de façon à faire un petit arc de cercle avec le corps. Maintenez la tête bien vers l'arrière dans la ligne de la courbure. Vous devez sentir des étirements sur le devant des cuisses et sur le buste, passage des méridiens de l'estomac et de la rate. À l'inspiration, relâchez en douceur l'étirement sans revenir toutefois complètement à la position initiale. Recommencez le même mouvement de levée du bassin à chaque expiration, au moins trois fois de suite.

En cas d'urgence, si vous vous sentez submergé par vos émotions, la colère, la tristesse ou la peur, lors d'un examen ou d'un entretien, vous pouvez masser discrètement le point n° 12 du vaisseau conception et le point n° 4 du méridien de la rate, mais celui-ci est moins discret puisqu'il faut se déchausser.

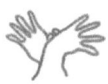

POINT VC 12

Ce point se situe au milieu entre la pointe du sternum et le nombril. Massez ce point en appuyant assez fortement lors de l'expiration. Il permet de débloquer l'énergie.

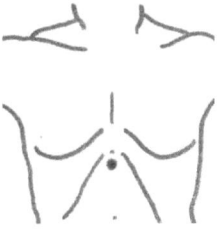

POINT RATE 4

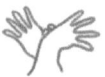

Ce point se trouve dans une petite dépression située sur la ligne entre la malléole interne et le gros orteil. Massez-le pendant plusieurs minutes.

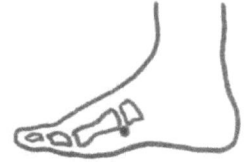

Toujours pour hamoniser l'énergie de l'estomac, le 36ème point du méridien de l'estomac est intéressant à connaître. Quand vous l'avez repéré, il est souvent assez sensible, vous pouvez le stimuler longuement et discrètement dans la journée. Son influence sur la régulation du transit est indéniable.

POINT 36 ESTOMAC

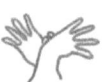

Ce point est situé dans un petit creux à une traversée de main en dessous de la rotule sur le bord externe du tibia.

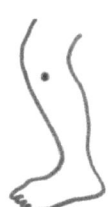

Vous pouvez également masser en douceur mais profondément toute la zone de l'estomac située sous l'hypocondre gauche. Ou de façon plus générale, masser tout votre ventre avec de larges mouvements de la main, dans le sens des aiguilles d'une montre.

Se masser ou se faire masser permet véritablement de libérer les émotions négatives ancrées dans le corps. En vous massant tout le corps, vous massez de nombreux points d'acupuncture. Ne cherchez pas forcément à tous les connaître, laissez agir naturellement vos mains et insistez sur les points les plus sensibles. Dans la journée massez aussi fermement vos mains, surtout le bout de chacun des doigts auquel correspond un méridien et l'émotion qui lui est associée. Le soir, dans votre canapé, passez sous vos pieds une balle de tennis, écrasez-la, faites-la rouler sous vos pieds en insistant sur les parties les plus sensibles. Là encore vous détendez vos organes internes et vous libérez les émotions négatives associées. Offrez-vous, chaque matin après la douche, un petit massage de tout le corps avec une huile essentielle que vous appréciez et vous passerez une belle journée.

Pour vous aider à relâcher les organes internes afin de renforcer la digestion et l'élimination, de chasser le sang vers le cœur, les poumons et le cerveau, cet exercice est très efficace.

LA FEUILLE MORTE

Assis sur les talons, vous inspirez profondément, sur l'expiration baissez doucement le front jusqu'au sol, les bras étirés devant vous ou sur 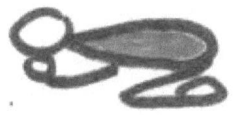 les côtés. Fermez les yeux et restez dans cette position au moins trois respirations. Puis sur une inspiration vous revenez tout doucement vous asseoir sur vos talons. S'il vous est difficile au début de poser le front au sol, vous pouvez le poser sur vos deux poings fermés et superposés, cela fait un peu moins bas.

Vous pouvez également faire cet exercice de façon dynamique en enchainant plusieurs montées et descentes vers le sol sur le rythme de votre respiration.

Cet exercice de Do In, rapide à mémoriser, vous sera très utile en cas de débordement pour retrouver rapidement votre calme. Lorsque vous vous retrouvez complètement submergé par une émotion et que vous ne pouvez pas vous permettre de la vivre complètement, vous pouvez vous en libérez rapidement en suivant ce petit enchainement.

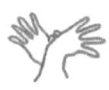

SE LIBÉRER D'UNE ÉMOTION CONTRARIANTE
Il s'agit de tapoter avec le bout des doigts, avec une certaine force et avec le poignet très souple, différents points tout en focalisant sur l'émotion que vous ressentez :
- La zone du cœur : tapotez sous les clavicules, sur tout le haut de la poitrine, déplacez-vous d'une clavicule à l'autre et sur le sternum. Tapotez une vingtaine de fois en vous disant « je dilue tout ce que j'ai sur le cœur ».
- La zone du Dire ou du Ne pas Dire : tapotez le creux en dessous de la lèvre inférieure -

dire ou ne pas dire. Tapotez le creux au-dessus de la lèvre supérieure - comment dire quelque chose, quels mots, quelle voix et de quelle façon, je peux dire ce que j'ai à dire ?
- La zone de la pensée de la réflexion : tapotez au milieu du front, au-dessus des sourcils pour diluer les pensées obsédantes et obsessionnelles.
- La zone du Faire : tapotez sur l'os du poignet gauche avec une certaine force puis sur l'os du poignet droit pour diluer l'hyperactivité et l'hyper-responsabilité.
- La zone du Sentir et Ressentir : tapotez sur le plexus solaire entre l'estomac et le nombril. Si cela s'avère trop douloureux (émotion trop forte), vous pouvez masser la zone dans le sens des aiguilles d'une montre.
Répétez le circuit complet au minimum trois fois de suite en pensant seulement aux sensations.

Ressentir une émotion même négative n'est pas dramatique, bien au contraire, et vous pouvez aussi vous en libérer de façon ludique, en faisant appel à votre âme d'enfant. Piétiner le sol en criant peut avoir du bon, ou bien, pour relâcher l'ensemble du corps, les tensions et les émotions qui sont emmagasinées, jouez à faire le pantin.

LE PANTIN

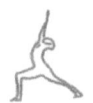

En respiration libre, laissez-vous sautiller sur place, le corps entièrement relâché, tout mou, décontracté au maximum et bougez tout ce qui peut bouger tel un pantin désarticulé.

Quand une émotion négative vous submerge de façon récurrente, et que vous ne comprenez pas forcément qu'elle en est la cause, vous pouvez vous en débarrasser de cette façon.

LE TUNNEL

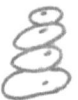

Commencez par bien définir l'émotion qui vous dérange. Par bien la recontacter, la ressentir à nouveau, même si cela n'est pas très agréable sur le moment. Debout, les yeux fermés, imaginez ensuite en face de vous un tunnel, un peu plus grand et plus vaste que vous. C'est le tunnel des émotions anciennes ou récentes que vous subissez depuis si longtemps. Entrez maintenant dans le tunnel des émotions avec beaucoup de courage et repoussez énergiquement sur le côté et vers le haut votre émotion négative. Gardez sans cesse vos pieds en mouvement, avancez, le tunnel se referme derrière vous. Frayez-vous un passage, les mains devant vous, jusqu'au moment où une nouvelle clarté se présente à vous. Maintenant il y a de la lumière, traversez cette lumière et regardez ce qu'il y a de l'autre côté, dehors. Ne vous arrêtez que lorsque vous avez trouvé le chemin vers la sortie. Prenez le temps de ne traverser qu'une seule émotion à la fois. Regardez votre émotion, est-elle encore un peu présente ou a-t-elle disparue ?

D'un point de vue gestion émotionnelle, les huiles essentielles sont surdouées. Leur principe actif étant si concentré qu'elles agissent presque instantanément. Une seule goutte ingérée ou déposée sur la peau suffit pour s'apaiser en quelques minutes. Essayez-en plusieurs, en étant bien à l'écoute de vos sensations et vous trouverez rapidement celles qui vous conviennent le mieux.

CAMOMILLE ROMAINE (ANTHEMIS NOBILIS)

Elle est indispensable en cas d'hypersensibilité émotion- nelle et pour aider à supporter un choc affectif. Elle permet d'apaiser le système nerveux autonome.

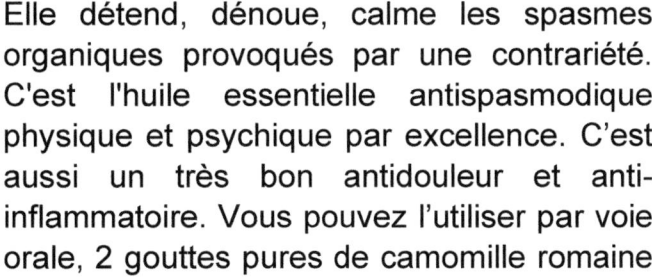

Elle détend, dénoue, calme les spasmes organiques provoqués par une contrariété. C'est l'huile essentielle antispasmodique physique et psychique par excellence. C'est aussi un très bon antidouleur et anti-inflammatoire. Vous pouvez l'utiliser par voie orale, 2 gouttes pures de camomille romaine sous la langue 3 fois par jour, ou diluées dans du miel, de l'huile d'olive, ou encore sur un comprimé neutre. Vous pouvez aussi l'appliquer en frictions sur le plexus solaire ou le long de la colonne vertébrale pour le système nerveux.

MARJOLAINE À COQUILLES (ORIGANUM MAJORANA)

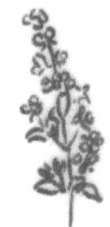

La Marjolaine est, entre autres, un puissant calmant du système nerveux central. Elle est utilisée pour traiter le stress, l'angoisse, la dépression, les vertiges, l'agitation, la nervosité, l'irritabilité et les insomnies. Elle s'utilise diluée en frictions sur le plexus solaire ou le long de la colonne vertébrale et peut être diffusée en synergie avec d'autres huiles telles que le Ravintsara, la Mélisse, le Petit grain ou la Camomille romaine.

Pour compléter, voici un exercice de reprogrammation. Vous pouvez utiliser le pouvoir de votre cerveau et de la visualisation pour modifier vos ressentis et par conséquence votre physiologie. Maintenant la visualisation doit vous être plus facile, alors profitez-en au maximum. Pas besoin de matériel, de vous isoler ou de beaucoup de temps pour préserver votre santé.

SE DÉBARRASSER D'UNE ÉMOTION DÉSAGRÉABLE

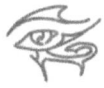

Debout ou assis, fermez les yeux, relâchez le corps et laissez venir à vous une sensation de bien-être, de calme, de détente. Derrière les paupières closes, laissez maintenant venir une couleur ressource, puis une forme, un son, une sensation que vous associez à cet état positif de détente. Vous pouvez aussi vous dire une phrase que vous prononceriez si vous étiez encore plus heureux, encore plus concentré et plus fort que vous ne l'avez jamais été. Pensez maintenant à l'expérience, la sensation ou l'émotion désagréable dont vous voulez vous débarrasser. Placez alors cette émotion à l'intérieur de la forme positive comme si vous étiez absolument persuadé que vous pouvez y emprisonner vos sentiments négatifs, puis recouvrir le tout de votre couleur ressource, aspergez-là avec le son ressource, la sensation ressource, jusqu'à ce que la sensation négative disparaisse. Rouvrez les yeux et prenez le temps de voir ce que vous ressentez maintenant face à cette expérience négative.

Notre système nerveux est constitué de neurones qui transmettent des excitations et des stimuli par l'intermédiaire de neurotransmetteurs chimiques véhiculant nos émotions, nos pensées, nos sentiments et responsables de nos comportements. Ces neuro-médiateurs sont synthétisés entre autres à partir des aliments et plus particulièrement des acides aminés.

Ainsi, le tryptophane, un acide aminé essentiel ne pouvant être synthétisé par l'organisme et que l'on trouve dans le lait, les bananes, la dinde, les œufs, les dattes, est le précurseur de la sérotonine. Indispensable à la relaxation, la sérotonine devient, si son taux est trop faible, responsable de confusion mentale : agressivité, colère, nervosité, phobie, dépendance aux drogues douces telles l'alcool et le tabac. À l'inverse, lorsqu'on est heureux, le taux de sérotonine remonte.

La phénylalanine, que l'on trouve dans les viandes, les fromages, le blanc d'œufs, le soja, les pois chiches, est un acide aminé à part puisqu'elle se transforme en tyrosine, le précurseur de la dopamine et de la noradrénaline, deux neurotransmetteurs qui stimulent le cerveau.

La glutamine, acide aminé présent dans le son, le blé, les amandes et les noisettes, est le précurseur de deux neuromédiateurs qui diminuent l'anxiété.

L'histidine, que l'on trouve dans les laitages et les viandes, les céréales complètes, les laits végétaux et les œufs, est le précurseur de l'histamine, un transmetteur nerveux qui joue un rôle de régulation des émotions et du comportement. Il a un effet relaxant sur le cerveau.

Enfin, la méthionine, que l'on trouve dans l'ail et l'oignon, est indispensable au fonctionnement de tous les autres neurotransmetteurs.

Le cerveau a un besoin impérieux de plaisir et, comme l'enseigne la médecine ayurvédique, l'état de conscience dans lequel nous nous trouvons lorsque nous prenons nos repas est tout aussi important que les aliments que nous ingurgitons.

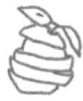

MANGEZ EN PLEINE CONSCIENCE

L'estomac a besoin de calme pour bien digérer. Même si nous mangeons les meilleurs aliments, il faut éviter de les manger à la hâte, dans une atmosphère bruyante, désagréable ou tendue ; de parler d'affaires ou de problèmes pendant les repas ou encore de lire ou de regarder la télévision en mangeant. Mangez dans le calme, de manière détendue, assis autour d'une table et à heures régulières en ayant pleinement conscience de ce que vous faites. Sentez, dégustez, savourez chacune des bouchées en les faisant tourner dans la bouche et profitez pleinement de ce moment de plaisir.

MAI

AUGMENTER LA CONFIANCE EN SOI

Aie confiance en toi-même, et tu sauras vivre.

Johann Wolfgang Von Goethe
Écrivain et savant allemand

La confiance en soi, qui ne s'est jamais plaint d'en manquer ? C'est un thème qui revient souvent en consultation : « Je n'ai pas assez confiance en moi. Comment avoir confiance en moi ? »

Mais qu'est-ce que la confiance ? Cette sensation agréable qui se loge dans le corps lorsque nous agissons de façon cohérente, congruente. Lorsque nous sommes en accord avec nous-même. Nous l'avons tous déjà ressentie au moins une fois dans notre vie. Ne serait-ce que le jour où nous avons été capables de nous mettre debout sur nos jambes pour la première fois. Depuis nous cherchons à la ressentir à nouveau car elle est plaisir et nous rassure sur l'estime que nous nous portons. La confiance nous permet de construire notre identité.

Elle prend sa source dans les relations avec nos parents mais aussi nos professeurs, nos éducateurs, toutes les personnes qui traversent notre chemin et qui par leur attitude valorisante nous remplissent de confiance en nous. Elle peut être au plus haut à certaines périodes de notre vie ou au plus bas à d'autres. C'est une sensation fluctuante, fragile, très dépendante de notre état général et de la façon dont nous appréhendons les choses et le monde.

Même si nous avons grandi avec un déficit de confiance en nous, il est toujours possible d'évoluer, de gagner en confiance. Simplement dans un premier temps en changeant notre regard et en ne loupant aucun moment de la ressentir pleinement. À l'aide des exercices que je vous propose ce mois-ci, vous pourrez tranquillement entrer dans un cercle vertueux permettant à la confiance d'augmenter sans cesse, jusqu'à ce que vous vous sentiez parfaitement en accord avec vous-même.

Aller confiance, vous pouvez y arriver !

Si un inconnu dans la rue vous demande de lui prêter cent euros en vous promettant de vous les rendre rapidement, faites-lui vous confiance ? Certainement non, car vous ne le connaissez pas. Pour avoir confiance en quelqu'un il faut d'abord le connaître et le reconnaître. Pour vous c'est la même chose. Pour avoir confiance en vous, il faut d'abord que vous vous connaissiez. Que vous reconnaissiez qui vous êtes réellement. Quelles sont vos forces, vos faiblesses, vos limites. Quelles sont vos motivations, vos croyances et vos projets. En entrant sur le chemin de la connaissance de soi, vous augmenterez petit à petit votre confiance en vous.

Ce mois-ci les exercices proposés vont vous amener encore plus loin dans l'intériorisation et la découverte de vous-même.

Cette respiration vous apportera détente, recentrage et confiance en vous.

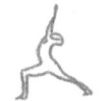

LES 3 SINGES

Debout, en position orthostatique, à l'inspiration vous levez lentement les bras dans un geste harmonieux, ramenez les mains vers le visage et avec les pouces vous bouchez vos oreilles, avec les index vous bouchez vos paupières et enfin avec les majeurs vous bouchez vos narines. En maintenant les oreilles, les yeux et les narines bouchés vous expirez doucement et longuement en laissant partir le corps vers l'avant et se balancer. À l'inspiration vous revenez en position initiale, ressentez les sensations et recommencez encore deux fois l'exercice.

Si une sensation désagréable d'oppression se fait ressentir, arrêtez l'exercice, c'est que vous n'êtes pas prêt, vous l'essayerez plus tard à nouveau si vous le souhaitez.

Afin d'activer la confiance en vous, la force et le courage vous pouvez réaliser cette respiration.

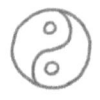

RESPIRATION ENTRE CIEL ET TERRE

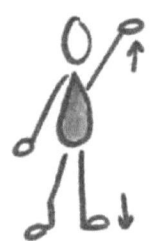

Debout, en position ortho-statique, les yeux fermés, inspirez en levant un bras, retenez l'air dans vos poumons et dans le même temps poussez le ciel avec la main et la terre avec le pied du même côté. Expirez en revenant dans la position initiale. Répétez ce mouvement trois fois de suite de chaque côté plus une fois avec les deux bras et les deux mains en même temps. Prenez le temps de ressentir l'ancrage à la terre et la force en vous.

Pour accéder à un bon équilibre intérieur vous pouvez faire l'équilibre de l'arbre. Cet exercice, simple au premier abord, peut s'avérer très difficile au début. Ne cherchez pas à monter votre pied trop haut sur la jambe en appui. Insistez et petit à petit vous y parviendrez. Il est plaisant de le faire le matin pour commencer la journée bien centré.

L'ÉQUILILBRE DE L'ARBRE

Debout, les yeux ouverts, placez les mains jointes devant la poitrine, fixez un point loin devant vous, une jambe en appui au sol, placez un pied sur l'autre ou si c'est possible, plus haut le long de la jambe. Effectuez trois respirations complètes minimum dans cette position. Faites la même chose en changeant de jambe. Lorsque vous tenez parfaitement l'équilibre les yeux ouverts vous pourrez essayer les yeux fermés.

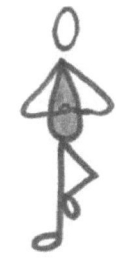

Toujours pour ancrer la confiance et ressentir la force en vous, vous pouvez faire le chandelier. Le nom de cette posture est assez imagé, n'est-ce pas ?

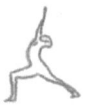

LE CHANDELIER

Debout, les yeux fermés, vous écartez largement les pieds, pliez les genoux, le dos est bien droit, vous écartez et repliez les bras sur les côtés. Dans cette

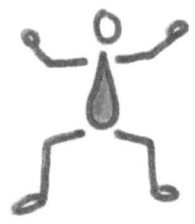

position, pas très confortable je vous l'accorde, vous respirez profondément et lentement au moins trois fois de suite avant de retrouver doucement votre position initiale pour ressentir ce que cela a modifié.

Si au début, il vous est difficile de rester dans cette position, que cela génère des tensions dans les bras, le dos ou les cuisses, pratiquez-la en dynamique. Inspirez en prenant la posture, expirez en relâchant. Plusieurs fois de suite. Vos muscles vont s'habituer rapidement.

Par cet exercice, il s'agit de stimuler le méridien central ou vaisseau conception pour vous sentir plus confiant et positif, penser plus clairement, tirer parti de vos forces intérieures et vous protéger des énergies négatives qui peuvent vous entourer.

REMONTER LA FERMETURE ÉCLAIR

Debout, en position ortho-statique, placez une main au bas du méridien central, qui se trouve sur l'os pubien. Inspirez profondément tout en déplaçant la main lentement le long du centre du corps, jusqu'à la lèvre inférieure. Vous répétez ce geste au moins trois fois, les yeux fermés, bien intériorisé, en ayant la sensation de remonter une fermeture éclair.

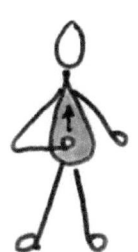

Je sais, vous allez me dire que cela ne sert à rien puisque vous ne faites rien, vous ne vous touchez même pas. Pour stimuler un méridien il n'est pas utile de se toucher, c'est plus subtil que cela. L'énergie qui circule en nous n'est pas palpable bien que réelle. Surtout, laissez de côté votre esprit cartésien et essayez, vous verrez, vous n'avez même pas besoin d'y croire !

Nous disposons d'un point d'acupuncture fort intéressant sur le méridien de l'intestin grêle, le point karaté. Le point karaté se trouve sur le tranchant de la main. C'est la partie de la main avec laquelle les karatekas brisent des briques ou des planches. Ce point est tellement facile à stimuler, dans n'importe quel lieu, à l'abri du regard des autres, qu'il doit faire partie des points indispensables de votre trousse de secours énergétique.

POINT KARATÉ

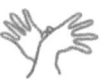

Pour stimuler la confiance en soi, il vous suffit de tapoter fermement, mais sans vous faire mal, le tranchant de la main droite ou de la main gauche ou les deux. La

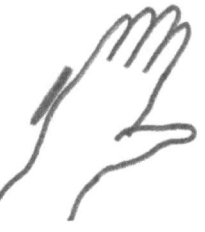

stimulation de ce point peut être très discrète, les mains sous une table, et très utile en réunion ou en classe.

Vous pouvez aussi apprendre à vous reconnaître, programmez votre cerveau dans ce sens, en faisant régulièrement la visualisation suivante.

EXERCICE DE CONFIANCE EN SOI

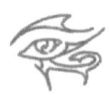

Assis, au calme, les yeux fermés, le corps bien relâché, notamment les épaules et les mâchoires.
- Tournez la tête à gauche comme pour aller voir quelque chose à gauche, et là les yeux fermés, laissez venir sur votre écran mental, le nom d'une fleur que vous aimez bien.
Tournez maintenant la tête à droite et laissez venir l'image de cette fleur que vous aimez bien. Elle apparaît en gros plan, regardez les moindres détails, les petites nervures sur les pétales, le pistil, sentez son parfum. La tête revient au centre et cette fois devant vous se trouve un magnifique jardin, un grand jardin

plein de milliers de fleurs colorées et odorantes.

- Tournez à nouveau la tête à gauche, vous voyez s'inscrire sur votre écran mental, le prénom de quelqu'un que vous aimez bien. Tournez la tête à droite et vous voyez le visage de cette personne que vous aimez bien, approchez-vous regarder les détails, touchez sa peau, sentez son odeur. La tête se place au centre et face à vous, vous voyez cette personne en mouvement, elle marche, court, fait du vélo ou danse, peu importe, elle bouge.

- Tournez une dernière fois la tête à gauche, vous voyez votre propre prénom, ou votre surnom, joliment écrit, une très belle écriture. La tête tourne à droite, c'est votre propre visage que vous voyez, il apparaît en très gros plan, comme le matin dans la glace ou comme sur une belle photo de vous que vous aimez bien. Prenez le temps de bien vous regarder, de voir les détails jusqu'au grain de la peau, approchez-vous et sentez votre odeur. La tête revient au centre, vous vous voyez en mouvement, en train de marcher, de courir ou sauter, vous vous regardez avec gentillesse, vous vous appréciez et vous pouvez vous dire « C'est moi m'aime, je m'apprécie tel que je suis. »

- Laissez ces images et sensations s'évaporer, doucement et rouvrez vos yeux.

Prenez le temps de penser à ce que vous venez de faire. Était-ce facile ou non ? Avez-vous réussi à vous voir nettement ou l'image était-elle floue ? Vous êtes-vous vu de près, de loin ou les deux ? Qu'en concluez-vous ?

Au début, il se peut que vous arriviez parfaitement à voir la fleur ou la personne que vous aimez, mais que ce ne soit pas le cas pour votre propre image. Cela dénote un léger déficit de confiance en vous. Vous avez du mal à vous reconnaître. Alors entrainez-vous, recommencez plusieurs fois. Vous pouvez le faire plus rapidement en essayant de laisser apparaître seulement votre image. Le matin devant la glace, prenez le temps de regarder attentivement votre visage, puis fermez les yeux et laissez revenir votre image. Avec l'entrainement, elle apparaitra nettement derrière vos paupières closes.

Nous reprochons souvent à nos adolescents de passer beaucoup de temps devant la glace à se regarder. Pourtant, nous devrions bien les laisser faire, voire les encourager, car ils ne font que se découvrir pour mieux se connaître et se reconnaitre.

Si le déficit de confiance en vous vous gêne réellement dans votre quotidien, au point de vous empêcher d'agir comme vous le souhaitez, vous pouvez renforcer l'action des exercices en utilisant l'huile essentielle de laurier noble.

LAURIER NOBLE (LAURUS NOBILIS)

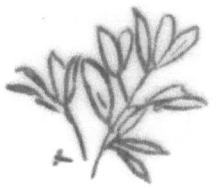

Elle possède des propriétés anti dégénérescentes. Immunostimulante, neurotonique, elle permet de clarifier les idées et de contrôler ses émotions. Elle donne confiance à ceux qui sous-estiment leurs capacités intellectuelles ou qui ont des difficultés à s'exprimer verbalement. Elle aide à dépasser ses limites en apportant force, courage et réussite. Renforce aussi la capacité de concentration et la mémoire. En cas de timidité ou de trac prendre une goutte de Laurier noble sur un comprimé neutre, 2 à 3 fois par jour selon le besoin.

La confiance en nous, nous l'avons vu, vient de tout ce que nos parents, professeurs, entraineurs, famille au sens large ont mis à l'intérieur de nous. Par les messages cohérents ou non qu'ils nous ont transmis, ils ont influé sur nos perceptions. Dans tous les cas, à l'origine, ils ont voulu bien faire même si les résultats n'étaient pas forcément au rendez-vous. Ils ont fait comme ils ont pu, dans le contexte, avec les ressources dont ils disposaient. Vous ne pouvez pas refaire le passé, mais vous pouvez, en comprenant le passé, aller vers le changement, vers plus de positif et plus de confiance. Cela se travaille au quotidien en prenant conscience de votre juste valeur. Ne vous comparez pas aux autres, ce comportement est stérile. Soyez réaliste, lucide et honnête avec vous-même. Progressivement votre regard sur les choses, sur le monde et sur vous, changera.

Et pourquoi ne pas commencer dès maintenant à changer votre regard en lisant ce petit conte.

CE QUI EST IMPORTANT

« Je me sens triste ! » dit une vague de l'océan en constatant que les autres vagues sont plus grandes qu'elle.

« Les vagues sont si grandes, si vigoureuses, et moi je suis si petite, si chétive. »

Une autre vague lui répond : « Ne sois pas triste. Ton chagrin n'existe que parce que tu t'attaches à l'apparent, tu ne conçois pas ta véritable nature. »

« Ne suis-je donc pas une vague ? »

« La vague n'est qu'une manifestation transitoire de ta nature. En vérité tu es l'eau.»

« L'eau ? »

« Oui. Si tu comprends clairement que ta nature est l'eau, tu n'accorderas plus d'importance à ta forme de vague et ton chagrin disparaitra. »

L'humanité fait partie d'un immense ensemble. L'être humain a tendance à s'en croire, à tort, le centre. Il ne voit chez son prochain que ce qu'il n'a pas, sans voir ce qu'il a déjà, et se cause les plus inutiles soucis.

JUIN

PASSER UN BEL ÉTÉ

Le bonheur est une petite chose que l'on grignote, assis par terre, au soleil.

Jean Giraudoux
Écrivain français

L'été, voici la saison préférée de beaucoup d'entre nous. Synonyme de chaleur, de vacances, de légèreté, de liberté. En été nous nous sentons pousser des ailes. Les énergies Yang sont à leur paroxysme et nous avons de l'énergie à revendre.

Dans notre société actuelle nous prenons nos vacances au moment où nous sommes tout naturellement le plus en forme, ce qui est un peu paradoxal, mais c'est ainsi. Alors profitez au maximum de ce regain d'énergie pour passer du temps avec ceux que vous aimez, pour partager, sortir et faire le plein de soleil et de joie.

En été, il s'agit véritablement d'emmagasiner, de prendre tout ce qui est bénéfique, de le savourer pleinement pour bien s'en imprégner et nous remplir d'une puissante énergie positive qui nous sera fort utile par la suite.

N'oubliez pas pour autant d'écouter votre corps et ses besoins, ne vous laissez pas entrainer dans une euphorie qui vous éloignerait trop de vos ressentis et de votre nature.

Protégez-vous du chaud, faites de bonnes siestes, hydratez-vous et rechargez réellement vos batteries.

Laissez-vous guider par vos sensations, vos ressentis pour ne faire que ce qui est bon pour vous. Vous vous connaissez un peu mieux maintenant.

Dans la philosophie chinoise, l'été correspond à l'élément feu. C'est le moment ou l'énergie Yang est au plus haut. Notre corps s'échauffe rapidement et nous devons veiller à le rafraichir régulièrement pour ne pas fragiliser le cœur. La couleur associée à l'élément feu est le rouge et les sentiments de cette saison sont la joie et le plaisir.

Pour profiter au maximum de cette saison, nous allons découvrir quelques exercices intéressants pour votre santé. Je sais que vous vous sentez naturellement très en forme et que vous allez avoir tendance à négliger vos ressentis et vos pratiques. Pourtant, souvenez-vous que vous êtes dans une démarche de prévention qui se joue quotidiennement, sur le long terme et même lorsque vous êtes en pleine forme.

Cette respiration permet de ressentir la force en soi et de calmer la fatigue.

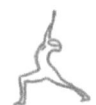

RESPIRATION DU COEUR

Debout ou allongé, au calme, les yeux fermés, commencez par respirer profondément pour détendre tout le corps. Au fur et à mesure que vous vous relâchez, placez votre concentration au niveau de votre cœur. Imaginez que c'est un lieu paisible, au fond de vous-même. C'est la partie la plus profonde de votre être. Prenez le temps de bien vous y installer, de vous y reposer. Puis à partir de votre cœur, demandez à l'énergie de circuler en vous. Sentez l'énergie circuler dans tout votre corps et prenez conscience de votre capacité à faire circuler l'énergie en vous. Quand vous le souhaitez rouvrez tranquillement les yeux.

Plein d'énergie, vous avez tendance à en faire un peu trop, à ne pas respecter vos limites et des tensions peuvent insidieusement se loger dans le corps. Pour lever celles qui s'accumulent dans les cervicales et les lombaires, il est intéressant d'étirer doucement mais profondément vos vertèbres.

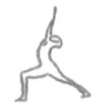

ENROULEMENT DE LA COLONNE

Debout, les pieds écartés de la largeur du bassin, les genoux légèrement fléchis, inspirez profondément en levant les bras au-dessus de la tête. Expirez très 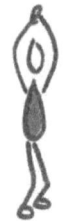 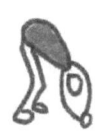 lentement en baissant les bras devant vous. Les bras emmènent la tête qui elle-même emmène toute la colonne vertébrale vers le bas. Inspirez, remontez tout doucement et replacez la tête en dernier. Refaites ce mouvement trois fois de suite.

Prenez votre temps, ne descendez que jusqu'où votre corps vous l'autorise. L'important étant d'étirer la colonne sur l'expiration. Si la moindre douleur survient, arrêtez tout de suite cet étirement et faites-le dans votre tête, vous en ressentirez les mêmes bienfaits.

Pour renforcer le tissu cardiaque et les vaisseaux environnants fortement sollicités lorsqu'il fait chaud, pratiquez aussi souvent que possible cet exercice énergétique.

EXERCICE DU COEUR

En position confortable, debout ou assis, les bras pliés, les mains en avant de la poitrine à la hauteur des épaules. Laissez un petit espace entre les doigts tendus de la main droite et ceux de la main gauche. Fixez vos yeux sur le bout des doigts et essayez de sentir un courant d'énergie passer entre les doigts d'une main à l'autre. Gardez les bras aussi longtemps que possible dans cette position en vous concentrant sur le courant d'énergie. Lorsque vous en ressentez le besoin, laissez les bras se reposer quelques minutes puis répétez l'exercice si vous le souhaitez.

Vous voyez, vous ne vous touchez pas, vous ne faites rien et pourtant la sensation est bien réelle. Bluffant, non !

Les méridiens du cœur, de l'intestin grêle, du maitre cœur et du triple réchauffeur sont associés à l'été selon la médecine chinoise. C'est donc à cette saison qu'il est plus particulièrrement intéressant d'équilibrer leur énergie.

ETIREMENT MÉRIDIENS CŒUR ET INTESTIN GRÊLE

Assis, rassemblez les plantes des pieds l'une contre l'autre. Entrecroisez vos mains sur vos pieds. Sortez vos coudes à l'extérieur du cercle formé 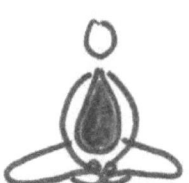 par vos jambes croisées. Fléchissez le buste en avant sur les pieds comme si vous vouliez poser vos coudes par terre devant vos jambes croisées. Effectuez trois respirations profondes dans cette position. A l'inspiration guidez l'air dans le dos qui s'élargit, à l'expiration, portez votre attention au pli de la taille, au ventre qui s'aplatit. Le bassin entrainé par le poids du dos, tourne plus facilement autour des fémurs, le ventre se rapproche doucement du sol.

Ne forcez surtout pas, ce n'est pas agréable au début, ne descendez votre buste que jusque-là où votre corps vous l'autorise. Rappelez-vous toute douleur veut dire stop. Vous pouvez tout aussi bien vous visualiser en train de poser votre ventre sur vos genoux.

Cet étirement est pratiquement identique au précédent et présente les mêmes difficultés. Alors respectez vos limites !

ETIREMENT MÉRIDIEN MAITRE CŒUR ET TRIPLE RÉCHAUFFEUR

Assis, pliez la jambe droite sur la jambe gauche. C'est le tailleur à gauche car la jambe gauche est croisée en avant. Placez la main gauche sur le genou droit, puis la main droite sur le genou gauche. Ainsi, bras et jambes sont croisés de façon inverse. Fléchissez le buste en avant au-dessus des bras croisés. Dans cette position, effectuez trois respirations profondes puis inversez les croisements des membres et refaites trois respirations profondes.

D'une façon générale pendant la période chaude, pour prendre soin de votre cœur et de tous vos vaisseaux sanguins, n'hésitez pas à vous masser les bras et les jambes, à les frotter fermement. Cela facilitera la circulation sanguine et lymphatique.

Je vous ai déjà parlé des chakras, ces roues ou nœuds d'énergies que nous retrouvons mentionnés dans la médecine chinoise ou ayurvédique. Ils sont au nombre de 7 et concentrent l'énergie des 12 principaux méridiens en des points précis.

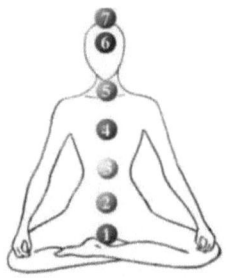

Le 1er chakra est le chakra racine, il se trouve à la base de la colonne verterbrale et la couleur rouge lui est associée. Le second, celui du ventre, situé entre le pubis et le nombril, sa couleur est le orange. Le 3ème chakra se trouve au niveau du plexus solaire, entre le nombril et la pointe du sternum, ici nous trouvons la couleur jaune. Un peu plus haut, au niveau de la poitrine se trouve le chakra du cœur, sa couleur est le vert. Ensuite vient le chakra de la gorge, situé comme son nom l'indique, au niveau de la gorge, le bleu en est la couleur. Le 6ème est celui du 3ème œil qui se trouve entre les sourcils, un peu au dessus, sa couleur est l'indigo. Enfin, le dernier chakra se trouve au dessus du crâne, c'est le charkra pipuitaire et la couleur violet lui est associée.

Les couleurs, tout comme les sons, émettent des vibrations. En faisant vibrer les couleurs au niveau de vos chakras, vous les équilibrez. La couleur peut être déposée directement à l'endroit du chakra, matérialisée par une pierre ou une étoffe. Elle peut aussi être simplement visualisée et activée par la pensée.

Bien sûr, comme il s'agit de roues d'énergies, ils ne se trouvent pas en surface de votre corps mais à l'intérieur agissant sur l'ensemble du corps. Un bon équilibre des chakras garanti un bon équilibre mental, émotionnel et physique. Il existe différentes façons d'équilibrer les chakras. Ce mois-ci, je vous en propose deux, à vous de voir celle qui vous convient le mieux.

LA SUSPENSION SPINALE

Cet exercice est particu- lièrement intéressant car il équilibre tous les méridiens et tous les chakras d'énergie en même temps, il éloigne la fatigue. Debout, les pieds 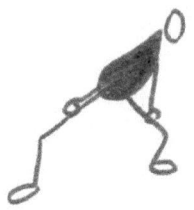 largement écartés, placez vos mains sur vos cuisses, au-dessus de vos genoux repliés et redressez les bras. La position donne un peu l'impression d'être assis sur une chaise invisible. La tête vers l'avant et les fessiers vers l'arrière, ajustez les pieds afin que les genoux se trouvent directement au-dessus des chevilles et que les bras et le dos soient bien droits. Inspirez profondément et sur l'expiration étirez lentement une épaule en la tendant vers le côté et le bas, en direction du genou opposé. Inspirez revenez en position initiale, expirez tendez l'autre épaule en direction du genou opposé. Ainsi de suite au moins trois fois avec chaque épaule. Redressez-vous très lentement, les bras pendants jusqu'à revenir en position initiale.

L'un des désagréments de l'été est le risque de surchauffe et de trop plein d'énergie pouvant engendrer des maux de tête. Lorsque vous commencez à avoir mal à la tête, dès les premières douleurs, prenez un moment de calme pour vous masser doucement et lentement les points qui se trouvent sur la tête. Pour encore plus d'efficacité, vous pouvez déposer une goutte d'huile essentielle de menthe poivrée sur vos doigts avant d'effectuer le massage. Attention, pas plus d'une goutte sinon vos yeux vont pleurer.

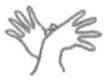

POINTS MAUX DE TÊTE

En effectuant des petits ronds, dans un sens, puis dans l'autre, massez simultanément les tempes de chaque côté. Avec le majeur et l'index massez le 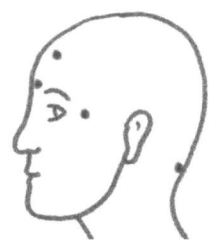 troisième œil, ce point situé au milieu et un peu en dessous des sourcils. Remontez un peu et massez les deux proéminances au niveau du crâne, pratiquement à la racine des cheveux et à l'aplomb des yeux. Enfin, laissez vos mains glisser à la base de votre tête et massez les deux proéminances de chaque côté. En général ces points sont sensibles et donc faciles à trouver. Prenez le temps de les masser lentement, puis de ressentir les sensations et vérifiez que la douleur n'est plus là. A recommencer dès que la douleur réapparait.

Pour faire baisser la température corporelle, pensez à plonger vos coudes dans de l'eau froide pendant 10 minutes, le résultat est garanti.

L'été nous pratiquons de nombreuses activités extérieures qui nous soumettent à une multitude de petits bobos. Allant du coup de soleil, à la piqure de guêpe en passant par les nausées ou les écorchures. En prévision de ces petits maux, ayez toujours sur vous, dans votre sac, ces deux huiles essentielles, elles vous seront très utiles.

MENTHE POIVRÉE (MENTHA PIPERITA)

Cette huile dégage le nez, stimule et rafraîchit, revigore corps et esprit. Elle est connue pour son efficacité contre les 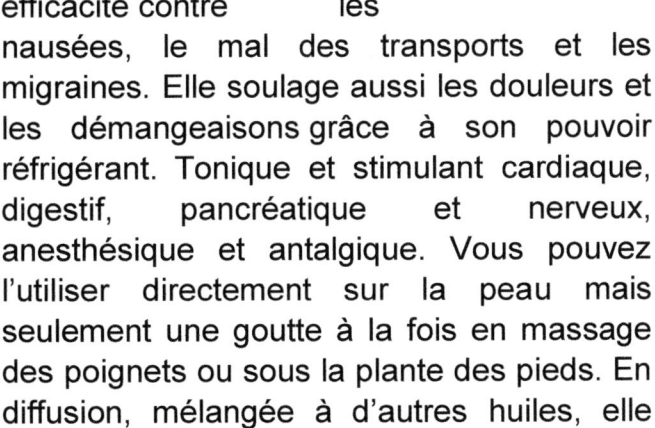 nausées, le mal des transports et les migraines. Elle soulage aussi les douleurs et les démangeaisons grâce à son pouvoir réfrigérant. Tonique et stimulant cardiaque, digestif, pancréatique et nerveux, anesthésique et antalgique. Vous pouvez l'utiliser directement sur la peau mais seulement une goutte à la fois en massage des poignets ou sous la plante des pieds. En diffusion, mélangée à d'autres huiles, elle rafraichit efficacement l'ambiance d'une pièce.

Ne jamais utiliser d'huile de menthe poivrée non diluée pour le bain car une irritation cutanée est possible. Diluez-la à 30% maximum dans une huile végétale. À forte dose cette huile peut être neurotoxique et abortive. Elle est fortement déconseillée chez la femme enceinte, allaitante, les sujets épileptiques, les personnes âgées et les enfants de moins de 6 ans. Pas d'usage prolongé sans l'avis d'un aromathérapeute.

LAVANDE ASPIC (LAVANDULA LATIFOLIA)

L'huile essentielle de lavande aspic est un cicatrisant exceptionnel, antiviral et stimulant immunitaire, antalgique et analgésique. Elle vous sera très précieuse en cas de piqures d'insectes, de méduses, de brûlures, de mycoses, de plaies, de psoriasis, d'herpès, d'eczéma ou d'acné. Elle peut s'appliquer directement sur la peau sans aucun risque et également se diffuser. Elle tient la première place dans votre trousse à pharmacie d'été.

Bien vivre une saison et recharger son organisme de l'énergie propre à cette saison passe aussi par une diététique adéquate.

L'été est assurément la saison où il est le plus facile de multiplier sa consommation de fruits et légumes. C'est en effet à cette période que la plupart arrivent à maturité. Si vous respectez la saisonnalité et une consommation locale, vous vous apercevez que la période des fruits est finalement assez courte. Le reste de l'année, hormis les pommes qui se conservent longtemps, les fruits sont assez rares. Cela n'est pas en soit un problème, les différents légumes arrivant à maturité tout au long de l'année nous fournissent les vitamines et minéraux nécessaires à notre santé. Quoiqu'il en soit, en été les étals des marchés et autres jardins familiaux se remplissent de mille variétés aux couleurs toutes aussi vives les unes que les autres. Remplissez-vous de la vitalité dont les fruits et légumes regorgent. Profitez de votre temps libre pour parcourir les marchés ou pour les récolter dans les jardins.

CONSOMMEZ DES ALIMENTS FRAIS ET AMERS

La chaleur (Yang) est bien évidemment la caractéristique climatique associée à l'été. La santé fonctionnant sur l'équilibre entre le Yin et le Yang, il est sage de consommer des aliments plutôt froid ou frais (Yin). Vous pouvez également consommer des aliments crus davantage que le reste de l'année. Limitez cependant cette consommation crue si vous avez des problèmes de digestion et de rétention d'eau.

Dans la théorie des cinq éléments, la saveur amère est associée à la saison estivale. Les aliments amers soutiennent les fonctions du cœur. Consommez donc avec profit des aliments possédant cette saveur comme le blé, le chocolat, la rhubarbe, la bière, la laitue, la scarole, l'asperge, le cèleri, le foie de lapin, de porc ou de mouton. En cas de pathologie du cœur, il faut néanmoins les limiter et notamment le plus courant d'entre eux : le café qui agite le cœur. Vous pouvez également consommer avec profit des aliments acides dont la saveur, toujours selon la théorie des cinq éléments, en nourrissant le foie vont soutenir également les fonctions du cœur.

En cette période estivale, les journées sont plus longues, les congés sont au rendez-vous et vous avez plus de temps pour vous. Alors peut-être pouvez-vous profiter de ce temps disponible pour rédiger votre projet personnel, pour poser les jalons de votre futur.

PROJET PERSONNEL

Prenez un papier et un crayon, installez-vous confortablement, laissez votre corps se relâcher, respirez calmement. Imaginez que vous avez une baguette magique et écrivez maintenant ce que vous voulez être d'ici trois ans, sur le plan personnel, le plan profes-sionnel, le plan familial et le plan social. Laissez-vous aller, vous avez une baguette magique, donc tout est possible.

> Laissez votre texte de côté quelques jours, puis reprenez-le et refaites la même chose mais cette fois-ci d'ici un an et sans baguette magique.

Cet exercice, à condition qu'il soit fait par écrit, vous apprendra de nouvelles choses sur vous-même. Il vous permettra de voir quels sont vos projets et de trouver les moyens de les réaliser. Il est important d'avoir des projets dans la vie. Quand vous savez ce que vous voulez, vous êtes acteur de votre vie, vous ne subissez pas et ainsi les portes s'ouvrent, les ponts se créent, les opportunités se présentent et les réussites arrivent.

JUILLET

ÉLIMINER LA DOULEUR

Toute douleur veut être contemplée, ou bien elle n'est pas sentie du tout.

ALAIN
Essayiste et philosophe français

À quoi sert la douleur ? À nous dire stop ! Notre corps nous envoie constamment des petits messages pour nous faire part de son état. Trop pressés à vaquer à nos occupations nous n'entendons pas ce qu'il nous dit. Alors un beau jour il cri plus fort, c'est la douleur. Et là ça fait tant de bruit que nous sommes bien obligés de l'écouter. La douleur veut dire stop : « arrête tout et écoute-moi ! ».

Quelle soit permanente ou discontinue la douleur génère des tensions dans le corps, le fatigue, l'épuise. Et plus nous sommes fatigués, plus la douleur est difficile à supporter. Alors la première des choses à faire est de calmer le corps, d'arrêter la douleur afin de récupérer un peu, de penser plus clairement et de mieux gérer cette douleur.

Lorsque le corps souffre c'est le moment de s'arrêter complètement et de se reposer, de prendre particulièrement soin de soi. La douleur a souvent du sens, à vous de le comprendre pour l'atténuer.

Oubliez que l'on vous a dit un jour de ne pas vous écouter, de ne pas faire votre chochotte et de passer outre la douleur, si vous ne voulez pas entrer dans un cercle infernal.

Plus vous prendrez soin de vous, et plus tôt vous le ferez et plus vous retrouverez votre état de santé et de bien être initial. Faites fi de vos croyances, imposez votre regard aux autres pour vous soigner convenablement. Écoutez votre corps, c'est votre plus fidèle compagnon, préservez-le, c'est lui qui véhicule votre esprit. N'attendez pas qu'il casse pour en prendre soin, ce serait trop tard.

Vous avez maintenant largement expérimenté le pouvoir de la visualisation sur votre physiologie. Vous savez comment influer sur vos sensations internes. Alors ce mois-ci je vous propose essentiellement différentes visualisations pour vous débarrasser de la douleur.

Quand la douleur est là, le corps souffre et vous cri sa souffrance, ce n'est pas le moment de forcer, d'en rajouter. Inutile de faire des exercices corporels, attachez-vous seulement à évacuer cette douleur pour permettre au corps de récupérer. Parmi celles proposées, je suis certaine que vous trouverez la visualisation qui vous apaisera.

Afin de dissoudre les amas d'énergie et les douleurs qui peuvent y être associées vous pouvez faire cet exercice.

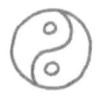 **LA REALEASE TECHNIQUE**
Pensez à la douleur, localisez-la bien dans le corps. Penchez la tête en avant, le menton pointé vers la poitrine et l'estomac. La tête ainsi penchée, vous allez immédiatement ressentir une pression, une lourdeur, un nœud, voire une douleur dans la région de l'estomac ou de la poitrine. Prenez le temps de bien les ressentir. Il ne s'agit que d'un blocage dans le mouvement naturel de l'énergie à travers votre corps.
Toujours la tête penchée en avant, insérez maintenant un tube imaginaire à l'intérieur de ce blocage d'énergie. Laissez maintenant

l'énergie s'enfuir au travers de ce tube imaginaire. Dites-lui qu'elle peut s'en aller à présent. Donnez-lui la permission de déguerpir au plus vite. Et attendez de voir qu'elle se soit bien toute échappée avant de relever la tête.

Si l'idée d'insérer un tube à travers cet amas d'énergie vous dérange, vous pouvez aussi installer une fenêtre à sa hauteur que vous ouvrez en grand pour faciliter son échappée. N'essayez pas de savoir à quoi correspond cette énergie qui passe à travers l'ouverture que vous lui avez fournie. Invitez-la simplement à reprendre sa mouvance naturelle. Relevez la tête maintenant et portez à nouveau votre attention sur la zone douloureuse. Comment vous sentez-vous ? Reprenez le processus s'il reste un peu de douleur.

Pour vous libérer des énergies négatives, des angoisses, des tensions, des douleurs et effectuer un grand nettoyage de tout le corps. Pensez à faire régulièrement cet exercice en prévention.

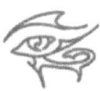

SOPHRO DÉPLACEMENT DU NÉGATIF

Debout ou assis, prenez le temps de relâcher complètement le corps de la tête au pied, la respiration est calme et tranquille.

- Prenez conscience maintenant de votre tête, inspirez profondément et sur l'expiration évacuez, poussez le négatif vers l'extérieur. Vous venez de nettoyer l'hypophyse.

- Portez votre attention sur la nuque, le haut des épaules, les bras et les mains, inspirez et sur l'expiration expulsez le négatif qui se trouve dans cette partie du corps vers l'extérieur. Nettoyage de la thyroïde.

- Prenez consiscience de votre thorax, le haut du dos, l'intérieur des bras, la paume des mains, inspirez profondément et sur l'expiration poussez le négatif vers l'extérieur. Vous venez de nettoyer le thymus.

- Portez votre attention sur le plexus solaire, le ventre et la zone lombaire. Inspirez, expirez le négatif vers l'extérieur. Vous nettoyez le plexus solaire, le système neuro-végétatif.

- Portez votre attention sur les hanches, fesses, bas-ventre, cuisses, jambes, pieds. Inspirez profondément et sur l'expiration évacuez le négatif de toute cette partie du corps. Nettoyage du Hara.

- Prenez conscience de votre corps maintenant dans sa globalité et s'il reste quelques scories c'est le moment de les évacuer, inspirez profondément et expirez le négatif vers l'extérieur.

Savourez un moment les sensations de calme, de vide, de sérénité. Si la sensation de vide est désagréable, balayer chaque partie du corps en sens inverse et remplissez-la de couleur de la façon suivante.

- la couleur rouge, énergie physique, dans les jambes jusqu'au coccyx,

- la couleur orange, énergie nerveuse, dans la zone lombaire et le bas ventre,

- la couleur jaune, énergie vitale, au niveau du plexus solaire,

- la couleur verte, sérénité, dans la poitrine, le cœur, les bronches,

- la couleur bleue, communication, amour et guérison, au niveau de la gorge, jusqu'au bas de la bouche,

- la couleur indigo, communication intérieure, au niveau du troisième œil, entre les sourcils,

- la couleur violette, communication universelle, au sommet du crâne.

Enfin sur une dernière et longue inspiration, laissez les couleurs se mélanger entre elle et se diffuser dans chaque cellule de votre corps à l'expiration. Ressentez la plénitude et l'énergie et rouvrez doucement vos yeux.

DIALOGUE AVEC SON GUÉRISSEUR INTERNE

Mettez-vous en état de relaxation, debout, assis ou allongé, laissez votre corps se détendre et la respiration s'installer. Vous imaginez ensuite un endroit agréable dans lequel vous avez envie d'être maintenant, peu importe que vous le connaissiez ou l'imaginiez, laissez venir à vous un lieu, un endroit dans lequel vous vous sentez bien, en sécurité, à l'aise, en harmonie. Regardez les détails qui composent ce lieu, les formes, les couleurs, la luminosité. Entendez les sons qui appartiennent à ce lieu, le chant des oiseaux, le murmure de l'eau. Ressentez la consistance du sol sous vos pieds, touchez l'écorce d'un arbre ou les pétales d'une fleur. Asseyez-vous tranquillement dans votre lieu agréable et prenez le temps de vous reposer, de relâcher. Assis, en toute sécurité, vous voyez au loin une personne qui se dirige vers vous. Cette personne est bienveillante, accueillante, souriante, détendue, elle inspire confiance. C'est votre guide intérieur, laissez-la venir vers vous. Elle représente votre partie inconsciente. Puis confiez-vous à ce guide, posez-lui des questions, demandez-lui des conseils, de l'aide, une réponse à votre douleur. Écoutez ses réponses. Prenez le temps de laisser venir les réponses. Lui il sait. Il est là pour vous aider. Il vous indique comment mieux vivre : plus sainement, en pleine énergie, avec plus de vitalité. Lorsque vous avez obtenu vos réponses, prenez congé de lui en le remerciant et en sachant que vous pourrez le retrouver lorsque vous en aurez besoin.

LEURRER LES SENSATIONS DOULOUREUSES

Installez-vous confortablement, assis ou allongé. Fermez les yeux et concentrez-vous sur la partie douloureuse de votre corps. Prenez le temps de bien situer la zone douloureuse. Tout en restant focalisé sur la douleur, posez-vous les questions suivantes :
- Quelle forme a cette douleur ?
- Quelle est sa couleur ?
- Quelle est sa taille ?
- Quelle sensation ? lourdeur, picotements, étau, lancements…
Puis recommencez : forme ? couleur ? taille ? sensation. Prenez bien le temps nécessaire pour trouver une réponse la plus exacte possible à chaque question.
Respirez profondément, plusieurs fois et constatez. Comment est la douleur ? A-t-elle entièrement disparu ?

Pour calmer la douleur d'une façon générale, nous avons au niveau de l'oreille trois points d'accupuncture interressants que vous pouvez masser.

POINTS DE L'OREILLE

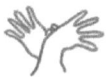

La stimulation alternative de ces trois points, tous les jours, pendant plusieurs jours, va permettre d'équilibrer l'ACTH hypophysaire pour fournir au corps le taux de cortisol juste 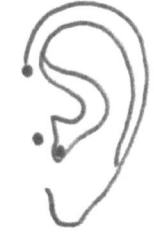 nécessaire. Le cortisol, bien équilibré, apporte un effet antidouleur et anti-inflammatoire intéressant en cas de douleur chronique.

L'ACTH est une hormone synthétisée et sécrétée par l'hypophyse antérieure qui active la croissance et le développement de la glande surrénale et stimule la sécrétion corticale de glucocorticoïdes, hormones qui interviennent dans les mécanismes de défense de l'organisme vis-à-vis du stress.

VISUALISATION ANTI DOULEUR

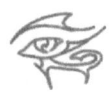

Allongez-vous dans une position confortable, fermez les yeux et centrez-vous en observant le va et vient de votre respiration, inspire, expire. Ressentez votre corps comme un tout dans cette position. Portez maintenant votre attention sur l'extrémité de vos doigts, sur chaque cheveu, sur vos orteils… Parcourez ainsi l'ensemble de votre corps avec votre œil mental, un peu comme si vous réalisiez un scanner interne. Tournez votre regard en vous-même et visualisez vos organes internes, les poumons, le foie, les reins, le cerveau, le cœur… Puis imaginez vos veines et votre sang qui coule en elles. Pensez maintenant à la douleur et à son foyer, voyez-la comme une couleur et une forme, et restez à distance, à bonne distance d'elle, restez loin d'elle, ainsi vous êtes en sécurité. A présent, quittez la zone douloureuse et déplacez votre attention vers d'autres parties du corps, sereines et tranquilles. Sentez comme ces parties du corps sont souples, mobiles, libres, constatez en ces endroits précis de votre corps l'absence de douleur. Parcourez votre corps en détail et arrêtez-vous sur chaque partie libre, même infime, de votre corps. Une fois que vous avez constaté ces parties de votre corps qui ne sont pas en douleur, complètement libres, revenez à la douleur et maintenant, visualisez un glaçon qui représente votre douleur, à l'endroit même de votre douleur. Votre douleur est un glaçon. A chaque expiration, enveloppez ce glaçon d'un souffle de chaleur et d'énergie curative, et commencez à le faire fondre, visualisez-le en train de diminuer doucement sous l'effet de la chaleur et de votre propre énergie curative et laissez, le reste de votre corps profiter de son état de non-douleur. À chaque inspire, votre énergie curative, la chaleur de votre souffle nait, à chaque expire, le souffle chaud et l'énergie curative enveloppent le glaçon qui fond, doucement, au fur et à mesure de vos expirations. Faites-le disparaitre complètement. Pour finir, laisser une lumière radiante et signe de vie joindre toutes les parties confortables de votre corps, toutes les parties sur lesquelles vous vous êtes concentré pendant cet exercice. Faites de cette ligne reliant ces parties, une ligne droite, des pieds à la tête. Respirez plusieurs fois le long de cette ligne avant de rouvrir les yeux et de remettre tout doucement votre corps en mouvement.

Quand on pense à la méditation, on a souvent l'image de quelqu'un assis en lotus, les yeux fermés et qui fixe toute son attention sur le passage de l'air à l'entrée de ses narines. Bien que ce type de méditation soit très répandu, ce n'est qu'une des multiples formes que peut prendre la méditation. La marche, le jogging, le jardinage, la prière et bien d'autres activités peuvent devenir des formes de méditation. Aussi, toute activité qui implique la répétition d'un son, d'une phrase ou d'un mouvement peut devenir méditation, si elle est accompagnée d'un détachement passif des pensées envahissantes.

La méditation sur un mantra consiste à répéter, silencieusement ou à haute voix, un son ou une phrase et à y revenir systématiquement et sans jugement à chaque fois que l'on s'aperçoit que le mental s'échappe.

Un des mantras les plus connus et les plus utilisés est AUM (souvent écrit OM). Pour les hindous, c'est le son universel qui contient en lui la vibration de l'univers et dont la répétition nous met en harmonie avec la conscience universelle. Méditer sur le Aum rééquilibrera l'ensemble de vos énergies et vous risquez d'être surpris de ne ressentir aucune douleur dans le corps lorsque vous ferez cela.

MÉDITATION SUR LE MANTRA AUM

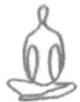

Lorsque vous chantez le son AUM, il importe de vous concentrer sur la vibration à l'intérieur de vous, plutôt que sur le volume ou la tonalité du son produit à l'extérieur. Le A résonnera dans le ventre, le U dans la poitrine et le M, avec les lèvres pincées, dans le crâne. Assurez-vous de ne pas être dérangé et asseyez-vous confortablement sur un coussin ou sur une chaise avec les hanches plus hautes que les genoux, le dos droit et le torse ouvert. Fermez les yeux et fixez votre attention dans votre corps en prenant 3 ou 4 longues respirations complètes. Puis, laissez la respiration trouver son bon rythme. Commencez à répéter le mantra. Vous pouvez commencer à le dire tout haut, puis graduellement, le laisser s'intérioriser. Laissez-le évoluer comme il le veut. Quand vous prenez conscience de pensées parasites ou de distractions sensorielles, revenez en douceur au mantra. Au bout d'une dizaine de minutes, laissez aller le mantra, revenez à votre corps avec quelques longues respirations et prenez quelques instants pour savourer les fruits de votre pratique avant de retourner à vos activités.

De nombreuses huiles essentielles agissent sur la douleur mais il n'en existe pas d'universelle jouant sur toutes les douleurs. Il va vous falloir en essayer plusieurs en fonction de votre cas spécifique. Je vous en propose deux, mais n'hésitez pas à consulter un naturopathe qui saura vous prescrire celle correspondant à votre cas.

GAULTHÉRIE COUCHÉE (GAULTHERIA PROCUMBENS)

Huile réputée pour calmer toutes les douleurs inflammatoires : arthrite, tendinite, rhumatismes, polyarthrite, muscles douloureux, crampes et petites insuffisances hépatiques, car elle régénère le foie. C'est un stimulant du système sympathique. Utilisez là en massage local pure ou diluée à 20 % dans une huile végétale si elle est irritante pour vous.

POIVRE NOIR (PIPPER NIGRUM)

Huile essentielle chaude mais non piquante reconnue stimulante des insuffisances digestives. Utilisée pour ses propriétés antidouleur et notamment pour les maux

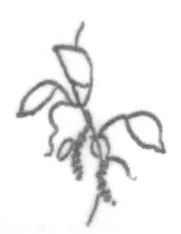

dentaires et les douleurs rhumatismales. Elle permet de diminuer la fièvre et d'apaiser les angines ou laryngites. Elle peut être irritante pour les peaux sensibles, utilisez-la diluée à 5 ou 10 % dans de l'huile végétale ou en mélange avec d'autres huiles essentielles. Massez les muscles le long de la colonne vertébrale pour les réchauffer.

Enfin vous pouvez essayer cet exercice, en le faisant de la même façon que si vous coloriez un mandala, vous effacerez votre douleur.

GOMMER LE MOT DOULEUR

Prenez une feuille et un crayon à papier, installez-vous tranquillement et sur la feuille inscrivez plusieurs fois, en changeant l'écriture, la taille des caractères, le mot douleur. Lorsque la feuille est pleine proportionnellement à la sensation que vous ressentez, prenez une gomme et doucement gommez chacun des mots en ayant la sensation d'effacer, de gommer la douleur à l'intérieur de vous. Agissez en pleine conscience, concentrez-vous et prenez votre temps. Lorsque vous avez terminé, fermez les yeux et ressentez le calme à l'intérieur de vous.

AOÛT

APPRENDRE À S'AIMER

Un diamant avec quelques défauts est préférable à une simple pierre qui n'en a pas.

Proverbe indien

Ce mois-ci je viens compléter la thématique sur la confiance en soi abordée en avril en vous parlant de l'estime de soi, les deux sont étroitement liées. L'estime que nous nous portons, la façon dont nous nous aimons influe grandement sur notre état de santé car elle influe sur nos émotions, qui comme nous l'avons vu, jouent elles-mêmes sur notre physiologie.

Comme la confiance, l'estime de nous prend sa source dans notre petite enfance lorsque par des valorisations bienveillantes nos parents nous démontrent notre valeur. Bien sûr des parents qui ne s'aiment pas eux-mêmes auront plus de difficulté à montrer à leur enfant comment s'aimer. Inversement des parents trop aimants ou trop étouffants empêchent l'enfant de croire en sa propre valeur. Et dans les deux cas ce n'est pas dramatique.

Beaucoup d'entre nous ont construit leur identité sur peu de reconnaissance, peu d'estime d'eux-mêmes et n'en sont pas morts pour autant. Si les parents jouent un rôle fondamental, l'entourage, la famille au sens large, les belles rencontres et la société sont aussi importants et viennent souvent compenser ou rééquilibrer les choses.

Rien n'est figé, rien n'est immuable dans la vie, il est tout à fait possible de faire croître notre estime de nous. C'est un travail de fourmi qui se joue au quotidien, sur le long terme et c'est un travail passionnant qui conduit à réellement plus de sérénité. Et plus vous vous estimez, plus vous êtes capable de vous aimer, plus vous serez capable d'aimer les autres. C'est une spirale vertueuse qui commence par soi.

Alors soyez un peu plus égoïste ! Oui, j'ai bien dit égoïste. Non pas dans le sens péjoratif que nous lui connaissons, dans le sens de prendre soin de vous, de penser à votre équilibre, votre bien être avant tout. De vous aimer un peu plus pour mieux aimer les autres et recevoir leur amour en retour. Nous ne pouvons donner aux autres que lorsque notre sceau est plein.

Alors allez-y, remplissez votre sceau et n'ayez crainte il ne débordera pas !

S'apprécier, s'aimer passe obligatoirement par une bonne connaissance de soi-même. Une bonne connaissance de ses faces d'ombre et de lumière, de ses capacités et ses limites. Il ne s'agit pas de faire du nombrilisme mais de voir en toute lucidité, toute honnêteté avec soi-même, la personne que nous sommes vraiment. Et vous pouvez être surpris de découvrir une belle personne au fond de vous car, l'humain, hors cas extrêmes bien évidemment, présente le plus souvent une belle nature enfouie sous de nombreuses croyances et conventions qui l'empêchent de s'exprimer.

Les exercices de ce mois vous permettront d'aller encore plus loin dans la découverte de votre nature profonde, en vous appuyant sur vos ressources, sur toutes les capacités qui sont en vous et qui ne demandent qu'à émerger. Pour cette thématique, vous allez, là encore, vous appuyer essentiellement sur la visualisation.

ANCRAGE DE LA CONFIANCE ET DE LA FIERTÉ

Debout en position orthostatique, faites trois respirations complètes. Détendez rapidement l'ensemble du corps et laissez vos yeux se fermer.

- Laissez votre esprit remonter le temps jusqu'à retrouver dans votre mémoire un moment ou vous avez eu pleine confiance en vous, ou vous étiez fier de vous. Regardez cette image dans le détail, les formes, les couleurs, la lumière, les personnages, les sons ou paroles associés, les odeurs éventuelles et ressentez au plus profond de vous ces sentiments de confiance et de fierté. A l'inspiration activez la confiance et la fierté, à l'expiration laissez ces sensations se diffuser dans tout le corps. Lorsqu'elles sont bien présentes, fermez votre poing gauche pour les ancrer dans votre corps.

- Relâchez le poing, laissez s'évaporer cette image, respirez profondément.

- Relâchez bien le corps et recommencez, revivez au travers de vos cinq sens un second moment où vous avez ressenti une grande confiance en vous et une grande fierté. A l'inspiration activez la confiance et la fierté, à l'expiration laissez ces sensations se diffuser dans tout le corps. Lorsque ces sensations sont bien présentes, fermez votre poing gauche pour les ancrer dans votre corps.

- Respirez profondément, relâchez bien le corps et recommencez une troisième et dernière fois. Revivez un moment où vous avez ressenti une grande confiance en vous et une grande fierté. A l'inspiration activez la confiance et la fierté, à l'expiration laissez ces sensations se diffuser dans tout le corps. Lorsque ces sensations sont bien présentes, fermez votre poing gauche pour les ancrer dans votre corps.

Respirez profondément, la confiance et la fierté sont maintenant ancrées en vous et lorsque vous aurez besoin de ces qualités dans votre vie de tous les jours, il vous suffira de fermer le poing gauche pour ressentir à nouveau ces mêmes sensations de confiance et de fierté.

S'il est encore besoin de vous convaincre du pouvoir de la visualisation, faites ce petit exercice et plus aucun doute ne vous envahira. Juste pour vous amuser et prendre conscience de vos capacités physiques lorsqu'elles sont accompagnées par la visualisation.

DÉPASSER SES LIMITES

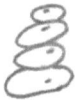

Mettez-vous debout, les pieds légèrement écartés. Levez les bras devant vous de façon à ce qu'ils soient parallèles au sol. Tournez le haut du corps vers la gauche, le plus loin possible (sans vous faire mal), l'index tendu. Notez le point de la pièce sur lequel s'arrête votre index. Revenez à la position initiale, baissez les bras, fermez les yeux. Respirez profondément, relâchez le corps et refaites maintenant, dans votre tête, sans le faire réellement, le même mouvement trois fois de suite. Dans votre tête tout est possible alors à chaque mouvement vous allez un peu plus loin, comme si votre corps était élastique. Ouvrez les yeux, refaites, cette fois-ci réellement, le mouvement de départ. Notez le point de la pièce sur lequel s'arrête votre index.

Surprenant n'est-ce pas ? En fait vous êtes allé beaucoup plus loin que la première fois en créant une nouvelle réalité, en programmant votre cerveau de façon à dépasser les limites inconscientes que vous aviez.

L'exercice suivant est un véritable moment de douceur, un petit cadeau à se faire aussi souvent que possible et qui vous permettra de lever les blocages liés à la relation tête et corps, corps et esprit.

LE COLLIER DE FLEURS

Debout ou assis, fermez les yeux et imaginez-vous arriver à Hawaï par la mer, vous descendez du bateau et comme c'est la coutume vous recevez autour du cou un collier de magnifiques fleurs aux douces senteurs. Vous sentez ces parfums merveilleux et en même temps vous massez chacune des fleurs du collier avec le menton par petits mouvements circulaires. Vous ressentez sur votre peau la caresse des fleurs et vous vous remplissez de leur parfum. Prenez le temps de savourer ce petit moment de bonheur.

Pour une bonne prise de conscience de votre schéma corporel, pour vous familiariser et accepter ce corps qui est le vôtre, prenez l'habitude de vous regarder dans le miroir de votre écran mental.

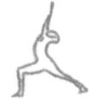

MAINS EN MIROIR

Debout, les pieds écartés de la largeur du bassin, les épaules et les mâchoires relâchées, la respiration trouve son bon rythme. Inspirez profondément, levez les bras au-dessus de la tête, joignez les mains, gardez l'air dans vos poumons et en rétention essayez de vous représenter votre corps dans cette position. Expirez, les bras s'abaissent lentement, les mains passent devant le visage, le cou, la poitrine, l'abdomen comme si elles reflétaient ces parties du corps. Refaites la même chose trois fois de suite et prenez le temps de ressentir ce qui se passe à l'intérieur, quelles sont les sensations ?

Toujours dans l'optique d'augmenter votre confiance en vous et de favoriser l'estime que vous vous portez, cette visualisation ancrera le positif qui est en vous.

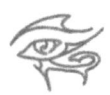

SE CRÉER UNE IMAGE POSITIVE

Fermez vos yeux et imaginez-vous au cinéma dans un fauteuil confortable. Vous apparaissez sur l'écran, accompagné d'une personne qui vous regarde avec admiration et attention. Elle vous adresse des compliments. Vous êtes spectateur, observant assis dans votre fauteuil. Puis d'autres personnes se joignent à elle et renchérissent. Continuez, même si cela vous gêne. Imaginez-vous à présent sur une estrade, recevant des applaudissements, des témoignages d'amour et d'appréciation. Prenez le temps de bien vous imprégner de ces images, de ces sensations. Gardez en vous cette image comme une sorte de photographie ou de film qu'il vous sera possible de repasser régulièrement.

Nous recherchons sans cesse la reconnaissance, l'amour, dans le regard des autres, souvent sans le voir, sans être capable de le recevoir lorsqu'il nous est offert. Entrainez-vous à recevoir, à prendre ce que l'on vous donne, faites-vous plaisir et plaisir à celui qui offre. Cela vous parait si simple, si évident et naturel lorsqu'il s'agit de quelqu'un d'autre. Pourquoi ne mériteriez-vous pas le même égard ?

Pour accéder à vos ressources, vous motiver et intégrer vos objectifs, amusez-vous, comme les enfants à « faire comme si ». En faisant « comme si », en ressentant dans votre corps une situation à venir, vous vous disposez à la vivre réellement telle que vous l'avez imaginée. Vous vous ouvrez les portes de la réussite.

FAIRE COMME SI

En premier lieu, annoncez votre objectif. Formulez-le en termes exclusivement positifs. Puis, tout en prononçant la phrase « Comment ce serait si + votre objectif ? » (Par exemple : « Comment ce serait si j'étais mince ? »), sans tourner la tête, vos yeux regardent en bas à gauche, répétez trois fois la phrase.

Toujours sans bouger la tête, vos yeux regardent maintenant en haut à droite, et les yeux ouverts vous regardez clairement l'image, et dans le détail, de la situation positive énoncée dans votre phrase.

Les yeux basculent vers le bas, devant vous. Vous ressentez simplement les sensations, que se passe-t-il dans votre corps, comment vous sentez-vous ?

Il se peut que la première fois vous ne vous sentiez pas très bien mais ce n'est pas grave. Recommencez la même chose deux fois de plus et ce sera différent.

Au niveau énergétique l'estime de soi est associée au méridien du maitre cœur. Ce méridien se termine au niveau de l'ongle du majeur et sa stimulation favorisera l'estime que vous vous portez.

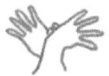

POINT ONGLE MAJEUR

Dans la journée, le plus souvent possible, massez ou tapotez le point qui se situe à l'angle de l'ongle du majeur. Vous activerez ainsi l'estime de vous-même de manière totalement inaperçue.

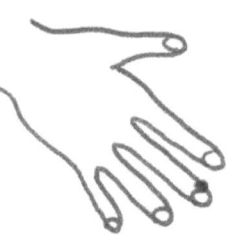

Nous avons tous une facilité incroyable à nous saboter. À juger négativement nos actes, à nous houspiller. C'est un peu culturel. Nous voyons ce qui ne va pas sans jamais nous arrêter sur ce qui va bien. En ressassant le négatif, nous nous sabotons tout seul. Nous nous stressons, fatiguons notre corps et nous ternissons notre propre image. La prochaine fois que vous vous surprendrez à mal vous parler, à vous manquer de respect, faites l'exercice suivant.

LE SABOTEUR INTERNE

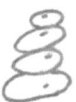

- Repensez à une situation où vous avez fait une erreur. À ce moment précis, comment vous êtes-vous parlé ? Est-ce plutôt « Super, cette erreur me sera sûrement profitable. » ou bien plutôt « Espèce d'idiot, tu t'es encore bien planté cette fois-ci. » ? Allez plus loin dans l'analyse : est-ce votre propre voix qui résonne à ce moment-là dans votre tête, ou bien est-ce la voix d'un parent, d'un professeur ? Sur quel ton vous parlez-vous à vous-même ? Toléreriez-vous que l'on vous parle ainsi ? Si la réponse est non, alors pourquoi vous faites-vous subir cela ?

- Reprenez maintenant le même exemple et laissez revenir tous les commentaires négatifs que vous vous faites sur le ton habituel. Observez bien cette voix : d'où vient-elle ? L'entendez-vous derrière votre tête, sur le côté ou bien tout au fond à l'intérieur ? Demandez-vous également l'intention positive de cette voix, ce qu'elle veut réellement pour vous.

- Maintenant, tendez votre bras gauche loin devant vous et relevez votre pouce. Imaginez que c'est votre pouce qui vous parle et qui vous dit toutes ces choses négatives. Et puis, en conservant les mêmes mots, imaginez que votre pouce les prononce d'une voix suave à la Barry White ou bien avec la voix nasillarde de Donald Duck ? Notez ce qui change. N'est-ce pas moins effrayant ainsi ?

- Essayez maintenant la stratégie suivante : imaginez que la même chose soit arrivée à la personne que vous aimez le plus au monde. Et imaginez comment vous pourriez-lui faire passer l'intention positive d'origine. Et imaginez-vous lui dire d'une manière encourageante, sans la juger. Puis maintenant, replacez-vous,, vous-même, dans la situation d'origine durant laquelle vous

vous êtes sévèrement critiqué et parlez-vous de la même manière, avec les mêmes mots et le même ton. Notez ce qui change.

Votre vie n'a surement pas été toujours facile, vous avez rencontré des difficultés et vous trainez quelques casseroles. Mais souvenez-vous, vous avez aussi vécu de très beaux moments. Laissez-les revenir à vous grâce à cette visualisation, et imprégniez-vous de ce positif qui est en vous et qui vous aide à avancer sur l'éprouvant mais passionnant chemin de la vie.

LES 3 TIERS DE VIE

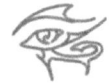

Avant de commencer cette visualisation divisez votre âge par trois, pour faire trois tranches de vie, de 0 à 10 ans, de 11 à 20 et de 21 à 30 par exemple. Installez-vous confortablement, assis ou allongé comme vous en avez l'habitude maintenant. Laissez votre corps plonger dans la détente en respirant tranquillement, largement et calmement. Visualisez la première période de votre vie et trouvez dans cette tranche de vie un souvenir positif. Prenez le temps de le laisser venir et de bien en ressentir tout le positif. Respirez profondément puis visualisez la seconde période de votre vie et là encore laissez venir un souvenir positif. Lorsque le souvenir est bien présent, savourez-le un moment puis respirez profondément et passez à la troisième période de votre vie, celle qui vous amène à maintenant. Une dernière fois, laissez venir dans cette tranche de vie un souvenir positif et revivez le complètement. Visualisez maintenant un joli ruban, soyeux, coloré. Avec ce ruban reliez les trois souvenirs entre eux, faites un beau nœud avec le ruban, comme pour faire de ces souvenirs un magnifique cadeau que vous ramenez ici et maintenant dans votre présent. Le mot cadeau et le mot présent ont la même signification, faites-vous cadeau de votre présent et savourez.

Attention, lors de cette visualisation il est formellement interdit d'aller dans le négatif. Si votre inconscient ne veut pas voir d'images positives alors revenez tout de suite dans le présent et ressentez vos sensations corporelles.

L'huile essentielle la plus pertinente pour stimuler l'estime de soi et insuffler une énergie positive est certainement celle de Bois de rose.

BOIS DE ROSE (ANIBA ROSAEODORA)

Cette huile est particulière-ment tonifiante, et fortifiante pour l'organisme. Son doux parfum de rose sauvage exhale des volutes apaisan-tes pour l'esprit. Son 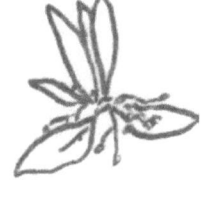 utilisation procure un profond sentiment de paix et de bien-être. Elle stimule l'estime de soi et insuffle une énergie positive bénéfique en cas de déprime passagère. Ses qualités émollientes et régénératrices en font un merveilleux complice des soins de la peau et du visage. Reconnu pour ses propriétés anti-infectieuses et antibactériennes puissantes, le Bois de rose demeure néanmoins, une des seules huiles assez douces pour être utilisée sans danger pour les infections ORL ou broncho-pulmonaires des bébés et des jeunes enfants.

Pour terminer votre travail concernant la confiance et l'estime de vous, pour avancer encore et différement sur le long chemin qui vous mène à la connaissance de vous-même, voici un exercice de développement personnel intéressant.

LISTE DES QUALITÉS ET DES DÉFAUTS

Prenez un papier et un stylo, divisez votre feuille en quatre parties. Dans la première indiquez cinq de vos qualités. Dans la seconde cinq de ce que vous considérez comme vos défauts. Dans la troisième ce que vous aimez et ce qui vous rassure. Et enfin dans la quatrième ce que vous détestez et ce qui vous angoisse.

Lorsque vous avez terminé, prenez le temps de revenir autant sur le processus de réalisation, la façon dont vous avez vécu cet exercice, que sur le résultat, le contenu en tant que tel.

Cet exercice n'a de sens que s'il est fait par écrit et en toute honnêteté avec vous-même, sans fausse modestie et sans vous brider avec des préjugés qui ne vous appartiennent pas.

SEPTEMBRE

STIMULER LES ÉNERGIES D'AUTOMNE

Ce qu'il y a parfois de beau avec l'automne, c'est lorsque le matin se lève après une semaine de pluie, de vent et brouillard et que tout l'espace, brutalement, semble se gorger de soleil.

Victor-Lévy Beaulieu
Écrivain québécois

Le mois de septembre est un mois un peu particulier. Il symbolise à la fois la fin des vacances et le début de l'année scolaire. La fin des beaux jours et le début de l'automne. C'est un mois entre deux, comme la saison qu'il symbolise.

L'automne, saison de transition dans l'année, saison de transition dans la vie. Le besoin d'intériorisation commence à se faire ressentir, des questionnements sur la place que nous occupons peuvent naître. En fonction de ce que nous sommes, nous profitons de cette saison pour nous renforcer avant l'hiver, ou alors, commençons à nous laisser aller par crainte de l'hiver. Notre réaction dépend de notre nature profonde et de la dose d'énergie que nous avons emmagasinée en nous durant la période estivale.

L'automne est aussi un aspirateur d'énergie. En cette saison, les énergies commencent à s'inverser. Au paroxysme du Yang en été, elles seront totalement Yin en hiver. Ne vous laissez pas aspirer vers la terre trop rapidement, ne vous repliez pas tout de suite sur vous-même, mais mettez plutôt à profit cette saison pour vous renforcer en vous détoxinant et en faisant le plein de vitamines.

L'automne et le printemps sont deux saisons similaires au niveau des perturbations qu'elles engendrent mais en automne renforcer votre système immunitaire et vos énergies doit être une priorité.

LA SAISON IDÉALE POUR SE CHOUCHOUTER

Ranger, mettre en ordre, organiser les choses et son intérieur pour se préparer à passer l'hiver en toute quiétude et savoir profiter d'une vie moins active pour se reposer et se ressourcer. Ce n'est pas un hasard si l'automne se caractérise par ce sens de l'organisation. En médecine chinoise, l'automne renvoie à l'élément métal dont on connaît l'organisation moléculaire particulièrement ordonnée et fixe.

Mais comme dans toutes choses, ce sens de l'organisation propre à l'énergie automnale doit en même temps être maîtrisé sous peine de déséquilibre. Ne vous laissez pas envahir par la volonté de tout contrôler, de tout régenter. À vouloir trop organiser vous vous coupez de la vie en perpétuel mouvement. Au lieu d'en percevoir les potentiels, la vie et ses changements vous apparaissent alors menaçants et déstabilisants vis-à-vis des plans que vous échafaudez. Apprenez plutôt à développer le sentiment de quiétude et de lâcher-prise.

Prendre soin de soi en automne est déterminant pour rester en bonne santé pendant l'hiver. C'est le temps de se restaurer, de prendre du repos, de se coucher et de se lever tôt, de se promener en campagne, de commencer à s'enraciner, de plonger dans les bains chauds et de donner au corps des aliments et liquides chauds et nourrissants.

L'intérêt principal des exercices proposés est de faire descendre l'énergie dans le ventre, ce que les japonais appellent le Hara. L'énergie du rein qui se situe dans cette même région s'accroît ainsi dans un même temps. Il permet de se centrer ou autrement dit de s'ancrer dans la terre.

RESPIRATION DANS LE HARA

Debout, les pieds écartés de la largeur du bassin, les épaules et les mâchoires relâchées. Fermez les yeux, posez vos mains croisées sur le bas ventre, prenez conscience de cette partie de votre corps et respirez à travers cette partie du corps. Imaginez diriger votre souffle dans cette partie du corps, plusieurs fois de suite. Puis ressentez ce qu'il y a à ressentir.

Pour purifier le sang, évacuer tous les déchets, se débarrasser des toxines, voici deux exercices intéressants à réaliser.

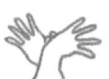

OUVRIR LA VALVULE ILÉO-CAECALE

Debout, placez la main droite sur la hanche droite, le petit doigt sur le rebord interne. Votre main se trouve sur la valvule iléo-caecale.

Placez la main gauche sur le point correspondant, sur le rebord interne de votre hanche gauche. C'est la valvule de

Houston, et le redémarrage des deux les rend symétriques. Exercez une pression en massant et en tirant lentement les doigts de chaque main sur une quinzaine de centimètres, en inspirant profondément. Secouez l'énergie de vos doigts à l'expiration, et retournez à la position initiale. Répétez environ trois fois. Terminez en tirant une fois, vos doigts vers le bas avec de la pression.

DO IN DIGESTION

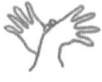

Avant de commencer, frottez-vous les mains pour activer l'énergie et respirez lentement par le nez pour amener le calme. Effectuez les massages suivants très lentement en prenant bien conscience de votre corps.

- Le pourtour de l'abdomen : placez les deux mains l'une sur l'autre et lisser le pourtour de l'abdomen dans le sens des aiguilles d'une montre. La digestion s'effectue dans ce sens.

- La grande brasse : posez vos deux mains à plat en arrière de l'abdomen, le plus près possible de la colonne vertébrale. Les pouces restent bien collés aux doigts. Ramenez la masse lombaire et abdominale vers l'avant, dans un geste nautique comme pour effectuer la brasse. Les viscères sont accrochés dans votre dos.

- Le va et vient des grands droits : posez les deux mains l'une sur l'autre, creusées en grosses cuillères sur le haut des grands droits (ce sont les muscles abdominaux qui protègent la masse viscérale). Déplacez les mains en zigzag, de la pointe du sternum jusqu'au pubis. Il ne s'agit pas de repasser le ventre, mais de pousser la masse viscérale avec le talon de la main et de la ramener avec le bout des doigts.

- Le Hara : placez les pouces dans les paumes de mains et repliez les doigts dessus. Durcir le ventre en contractant les abdominaux et tapotez l'abdomen dans le sens des aiguilles d'une montre. Commencez doucement puis de plus en plus fort sans exagérer. Finir en lissant l'abdomen pour harmoniser les sensations.

L'incapacité à accepter l'imprévu et à lâcher prise provoque un certain nombre de déséquilibres énergétiques du poumon et du gros intestin, les deux organes liés à l'élément métal. Ces déséquilibres énergétiques se retrouvent tant au niveau respiratoire qu'au niveau du transit intestinal : rhumes à répétition, pâleur, problèmes de peau, constipation et colites, épaules voûtées et refermées, respiration courte, essoufflements, soucis des choses matérielles du quotidien. Le poumon et le gros intestin étant les organes en lien avec le monde extérieur, ces déséquilibres s'accompagnent souvent d'une sociabilité difficile et d'un caractère quelque peu casanier.

Pour les résoudre ou pour les prévenir, cherchez à stimuler ces organes par les différents moyens suivants.

ÉTIREMENT MÉRIDIENS POUMON ET GROS INTESTIN

Debout, les jambes écartées de la largeur des épaules, croisez les pouces derrière le dos. Inspirez profondément et sur l'expiration basculez le buste en avant, les deux bras par-dessus la tête. Dans cette 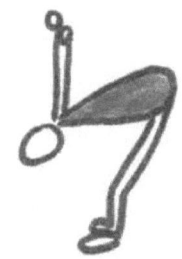 position faites trois respirations complètes avant de revenir en position initiale. A l'inspiration, relâchez un peu l'étirement de manière à pouvoir inspirer plus librement. A chaque expiration, étirez un peu plus vers l'avant. Si les muslces situés à l'arrière de vos jambes sont raides et vous limitent dans la flexion avant, n'hésitez pas à plier un peu les genoux. Pensez à bien relâcher la tête et à respecter vos propres limites. Ne forcez surtout pas et laissez la posture évoluer à son rythme. Un des meilleurs critères dans une posture est la notion de patience : pouvez-vous attendre sans impatience la fin des trois respirations ?

POINTS POUCE ET INDEX

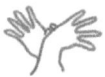

Les méridiens du poumon et du gros intestins sont également stimulables à partir du pouce et de l'index. Les points à masser ou tapoter se trouvent à l'angle 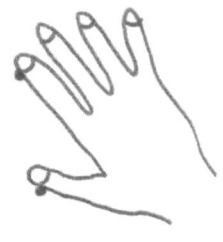 des ongles. Il est aisé de les stimuler plusieurs fois par jour.

Cette visualisation est un vrai petit bijou, facile à réaliser elle apporte immédiatement le calme et la confiance en soi et vous ancre à la terre.

ENRACINEMENT

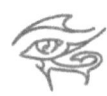

Installez-vous debout, bien droit, les yeux fermés, relâchez tous les muscles du visage puis du corps entier, vous pouvez parfaitement tenir debout tout en étant complètement détendu. Accueillez les sensations de détente, accueillez la respiration qui rapidement trouve son bon rythme. Portez attention à vos points d'appui, à l'avant, à l'arrière et l'intérieur des pieds, vos appuis sont-ils stables ? Vous pouvez déplacer légèrement votre centre de gravité au-dessus des pieds jusqu'à trouver le bon équilibre, agréable. Prenez conscience du fait que vous êtes debout, droit, détendu, les pieds sur terre, bien dans votre corps. Et puis tranquillement imaginez que vous êtes un arbre, un bel arbre fort et majestueux, avec un joli tronc, votre corps. De ce tronc pointent de belles branches en direction du ciel. Peut-être y-a-t-il du feuillage, des fleurs ou des fruits sur ces branches. Grâce à elles vous sentez la douce chaleur du soleil, vous la laissez entrer en vous. Et puis comme tous les arbres, pour vous nourrir vous avez des racines. Alors vous imaginez que de dessous la plante de vos pieds sortent des racines. Laissez-les pousser, s'enfoncer profondément dans la terre. Regardez à quoi elles ressemblent, sont-elles plutôt rondes et volumineuses, ou plutôt fines et allongées, droites ou tortueuses, différentes à gauche et à droite. Laissez-les pousser encore plus profondément, loin dans la terre. La terre qui vous accueille et qui tel un arbre vous nourrit. À l'inspiration laissez monter la sève, l'énergie de la terre, à l'intérieur de vos racines, dans vos pieds, la colonne vertébrale. À l'expiration laissez cette sève, cette énergie, cette force se diffuser à l'intérieur de vous, dans chaque espace, dans chaque cellule. À l'inspiration récupérez la nourriture de la terre, celle dont vous avez besoin pour grandir, vous épanouir. À l'expiration ancrez cette nouvelle force, cette nouvelle énergie à l'intérieur de vous. Après plusieurs respirations complètes, laissez les images s'évanouir et ressentez simplement la force dont êtes maintenant imprégné. Quand vous en aurez envie, vous rouvrirez vos yeux, prêt désormais à faire face à toutes les tempêtes et orages qui passeront dans votre vie.

En médecine ayurvédique, pour favoriser l'ancrage à la terre, l'enracinement et la concentration il est conseillé de se frotter la plante des pieds avec une cuillère en métal.

Une autre façon d'accéder à la méditation est de le faire en marchant, si possible dehors en pleine nature, choisissez alors un sol plan exempt de tout obstacle, ou chez vous à l'intérieur.

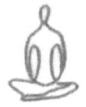

MARCHE MÉDITATIVE

Pour cela vous devez synchroniser vos pas sur votre respiration. Respiration qui doit être la plus lente possible, votre marche sera donc très lente.

Inspirez, avancez un pied de quelques centimètres, en rétention d'air faites peser le poids de votre corps sur le pied avancé, expirez en amenant l'autre pied au même niveau que le premier. Ainsi de suite. Le mouvement de marche est fluide, sans effort. Concentrez-vous sur votre respiration et le mouvement synchrone des pieds.

Pour la prévention des rhums et autres infections respiratoires, diffusez préventivement, un quart d'heure par jour des huiles essentielles telles que le Tea-tree.

TEA-TREE (MELALEUCA ALTERNIFOLIA)

Les feuilles de Tea-tree, arbre originaire d'Australie, sont un antibactérien majeur à large spectre ainsi qu'un antiviral puissant. Anti-asthénique et neurotonique, immunostimulant, antispasmodique et décongestionnant veineux et lymphatique. Cette huile essentielle est principalement utilisée en cas d'infections buccales, ORL, gynécologiques, urinaires, cutanées, de varices ou d'hémorroïdes mais aussi en cas d'épuisement général, de grande fatigue. D'un point de vue énergétique, elle rétablit l'équilibre, donne de l'assise. Elle est stimulante, tonique et positivante. En usage externe : 3 à 4 gouttes en massage en regard de l'organe concerné ou localement pour les dermatoses. En massage le long de la colonne vertébrale et sur la face interne des poignets contre la fatigue.

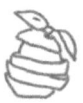

LES ALIMENTS DE L'AUTOMNE

Dès le mois de septembre et pendant toute la période automnale, vous privilégierez la nourriture cuite aux crudités, utiliser les épices dits réchauffant comme le gingembre, la cannelle et le cumin. Ne buvez pas de boissons froides, mais plutôt à température ambiante ou chaudes.

Si vous le pouvez, commencez votre journée par une tasse d'eau chaude additionnée d'un jus de citron et un soupçon de miel. Prolongez pendant au moins 21 jours pour, comme au printemps, pour éliminer les toxines.

Le mode de cuisson des aliments en automne est la cuisson en sauce dans des récipients en métal. Les légumes cuits en bouillons, les viandes hachées ou en ragoût pour faciliter la digestion.

Privilégiez le chou, cru ou cuit à l'étouffée, indigeste s'il cuit dans l'eau, très riche en vitamines et minéraux, anti-inflammatoire des voies digestives et cicatrisant. Dépuratif, il participe à l'élimination des déchets et toxines susceptibles de produire ou entretenir la maladie. La choucroute crue en salade, qualité biologique uniquement, ou le jus de choucroute pour reconstituer la flore intestinale notamment.

Pour soutenir le poumon rien de tel que de manger des poireaux, du millet, de l'ail, des céleris, du chou rave, des oignons, des radis, du piment et des navets. Pour stimuler les reins en prévision de l'hiver, mangez aussi des crevettes, des moules, le foie du poulet, les châtaignes, les noix et les amandes. N'oubliez pas les légumineuses : pois, pois cassés, lentilles, haricots secs, pois chiche, fèves ; ni même les céréales : blé, riz, millet, quinoa et sarrasin.

Tout comme le printemps avec qui elle partage cette caractéristique d'entre-deux, l'automne est souvent une saison difficile pour beaucoup. L'entrée dans l'hiver, les jours qui raccourcissement, induisent de la nostalgie, de la tristesse. Nostalgie de l'été et de son activité lumineuse mais aussi peut-être regret de ce que nous n'avons pu faire l'année écoulée. C'est le moment des bilans. Ne vous laissez pas déborder par cette nostalgie, cette tristesse, utilisez l'exercice suivant pour conserver votre énergie positive.

DÉFI DES 10 JOURS

Au cours des 10 prochaines journées refusez catégoriquement tout sentiment, toute pensée, toute image, toute question et tous mots négatifs. Lorsque vous vous surprenez à vous concentrer sur des choses négatives, et cela se produira certainement, posez-vous immédiatement deux questions importantes :

- Qu'y-a-t-il de formidable dans cette situation ? (Exemple : je me suis cassé la jambe au ski, je vais pouvoir enfin lire, regarder la télé, me faire dorloter, avoir la visite de mes amis, etc.).

- Comment puis-je tirer profit de cette situation ? (Exemple : on m'a licencié, je vais pouvoir faire des formations qui vont me permettre d'ouvrir mon horizon, je vais pouvoir trouver en moi des ressources insoupçonnées jusqu'alors, etc.).

Au réveil posez-vous les questions énergisantes du matin. Les premiers jours vous pouvez faire cet exercice par écrit, cela le rendra encore plus puissant.

- Quels sont les aspects de ma vie dont je suis heureux actuellement ? Pour quelle raison en suis-je heureux ? Quel effet cela a-t-il sur moi ?

- Qu'est ce qui me stimule actuellement ? Pour quelle raison est-ce que je me sens stimulé ? Quel effet cela a-t-il sur moi ?

- Quelles sont les choses dont je peux être fier en ce moment ? Pourquoi est-ce que j'en ressens de la fierté ? Quel effet cela a-t-il sur moi ?

- Quels sont les bienfaits de la vie dont je suis reconnaissant en ce moment ?

- Pour quelle raison est-ce que j'en éprouve de la reconnaissance ? Quel effet cela a-t-il sur moi ?

- Quelles sont mes activités préférées en ce moment ? Qu'est-ce qui me procure le plus de satisfaction ? Quel effet cela a-t-il sur moi ?

- Qu'est-ce que je me suis engagé à accomplir dans le présent ? Pour quelle raison ai-je pris cet engagement ? Quel effet cela a-t-il sur moi ?

- Quelles sont les personnes que j'aime ? Qui m'aime ? Quel effet cela a-t-il sur moi ?

Au cours des 10 prochains jours concentrez-vous entièrement sur les solutions et non sur les problèmes. Ne vous faîtes pas de reproche si un mot ou une image négative vous viennent à l'esprit. Vous avez parfois toute une vie de pensées négatives derrière vous alors le changement prendra parfois un peu de temps, mais si vous ressassez des pensées négatives plus de 5 minutes, arrêtez-vous et recommencez le défi des 10 jours.

Le soir utilisez les questions énergisantes du soir :

- Qu'est-ce que j'ai donné aujourd'hui ? En quoi me suis-je montré généreux ?
- Qu'ai-je appris aujourd'hui ?
- En quoi cette journée a-t-elle contribué à améliorer ma qualité de vie ? Que puis-je en retirer pour mon avenir ?

En automne les promenades en forêt sont un véritable enchantement. Nous éveillons nos sens à la nature, entourés de couleurs magnifiques, du gazouillis encore présent des oiseaux, des senteurs d'humus et de champignons et de la douce chaleur du soleil. Un vrai régal !

Si vous n'avez pas la chance de pouvoir vous promener réellement, alors n'oubliez pas le pouvoir de la visualisation et faites-le en pensées.

OCTOBRE

GÉRER LE STRESS

Ne coupe pas les ficelles quand tu pourrais défaire les nœuds.

Proverbe indien

Le stress, notre pire ennemi ! Il est partout, parfois insidieux, parfois flagrant et toujours très empoisonnant pour notre corps. Le stress est un mot anglais qui signifie contrainte. Souvent associé à des émotions négatives, il peut aussi être engendré par des situations positives. L'être humain, grâce au stress, est doté de la capacité de s'adapter à toutes les modifications de son environnement. Si un certain niveau de stress est nécessaire à la vie, le dépassement d'un certain seuil peut devenir dangereux, voire fatal, s'il outrepasse les capacités d'adaptation de l'organisme, d'où l'apparition de maladies graves ou chroniques.

Il existe deux types de stress. Un stress aidant, bénéfique à l'organisme et un stress nuisible et gênant. Si le niveau de stress est adapté à l'action, il est bénéfique. Si au contraire il est disproportionné, il engendrera des conséquences physiologiques et psychologiques.

L'adaptation de l'organisme à l'environnement est contrôlée par trois systèmes qui assurent l'équilibre interne. Le système nerveux qui permet la transmission de signaux de type électrique grâce à des neuromédiateurs. Le système endocrinien utilisant les hormones transmettant une information spécifique à distance. Le système immunitaire qui transmet des messages grâce à des cellules qui circulent dans l'organisme et produisent localement des molécules actives, les cytokines et les anticorps.

Au départ le stress s'active pour nous préparer à affronter quelque chose que nous jugeons difficile ou dangereux. C'est la phase d'alarme, de surprise, assez courte qui engendre une réaction d'urgence permettant d'éviter la situation crainte. Dans un second temps, si le stimulus stressant persiste, notre corps entre en phase de résistance. Il va essayer de rassembler des ressources pour trouver un nouvel équilibre, ce qui consommera énormément d'énergie. Enfin, si le stress continue trop longtemps, l'organisme se fatigue. Le stress va non seulement avoir des effets physiologiques mais aussi psychologiques. Nos perceptions et comportements peuvent changer. Il arrive un moment où le corps ne peut plus fournir l'effort qui lui est demandé, il est incapable de compenser les dépenses d'énergie et nos défenses immunitaires faiblissent nous rendant plus sensible aux agressions externes. À ce stade le stress peut favoriser la maladie.

La réaction du corps au stress est une réalité physiologique. En situation de stress le système nerveux sympathique stimule la partie centrale des glandes surrénales, au niveau des reins, qui déclenchent alors la production d'adrénaline et de cortisol. En réaction l'hypothalamus va sécréter d'autres hormones modulant la sécrétion de cortisol. Différentes hormones circulent en boucle dans le corps pour tenter de le rééquilibrer. Par cette explication, très simplifiée, nous voyons que le corps est en recherche d'une nouvelle énergie, combat les inflammations possibles et cherche à renforcer ses manques. Il fait de la résistance.

Le seuil de tolérance et les capacités d'adaptation au stress sont propres à chacun. Ce qui peut être véritablement stressant pour vous, peut être simplement gênant pour quelqu'un d'autre. C'est votre façon de voir, de ressentir un évènement qui le rend plus ou moins stressant.
La société dans laquelle nous vivons est, pour beaucoup, très stressante. Nous courrons sans cesse après les réussites de toutes sortes, dans des compétitions acharnées, avec des enjeux primordiaux à nos yeux. Apprendre à gérer le stress est donc aujourd'hui devenu essentiel dans une logique de prévention de la santé.

N'attendez pas de dépasser votre seuil, prenez soin de vous maintenant !

Pour gérer le stress, il va être primordial, dans un premier temps, d'expulser les tensions, les contraintes ancrées dans le corps en cherchant à le relâcher au maximum. Ensuite, il faudra stopper la production de cortisol dès les premiers symptômes. La façon la plus rapide et la plus efficace étant de pratiquer la respiration abdominale, vue en janvier, le plus souvent possible et le plus lentement possible. Cette respiration stoppe immédiatement la production de cortisol au niveau des surrénales. Les huiles essentielles et l'automassage vous aideront ensuite à réguler votre physiologie.

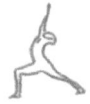

LE NÉGATIF DANS LES POINGS

Au calme, debout ou assis, inspirez profondément, levez lentement un bras à l'horizontale, retenez l'air dans vos poumons, fermez le poing en y enfermant tout le négatif, même si vous ne savez pas ce que c'est exactement, expirez fortement et rapidement en ouvrant le poing et replacez le bras dans sa position initiale. Répétez ce mouvement trois fois de suite avec chacun des bras et une fois avec les deux bras en même temps. Pour plus de résultat n'hésitez pas à visualiser le négatif qui s'échappe de vos poings lorsque vous soufflez.

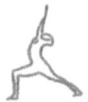

PROJECTION DES BRAS

En position assise, les yeux fermés, inspirez profondément et en même temps levez un bras à l'horizontale lentement, pendant que vous retenez votre 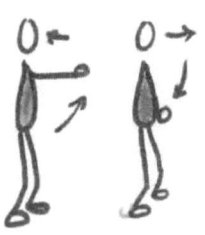 respiration percevez le poids, le volume, la longueur de votre bras. Expirez le bras revient en position initiale. A refaire deux fois encore avec le même bras, puis trois fois avec l'autre bras, et trois fois avec les deux bras.

Si, en fin de journée, machinalement, vous passez plusieurs fois la main sur votre cou ou tordez la tête dans tous les sens, alors c'est le signe qu'il est temps de faire l'exercice du oui et du non pour lever les tensions cervicales et orales et relancer la concentration et la mémorisation.

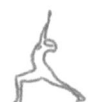

EXERCICES DU COU (OUI / NON)

Debout ou assis, les yeux fermés. Inspirez profondément, la tête est droite à sa place, expirez la tête part sur un côté, le menton au-dessus de l'épaule, comme pour aller voir quelque chose sur le côté. Inspirez la tête revient au centre, expirez elle tourne de l'autre côté. Inspirez la tête revient au centre, expirez elle repart sur le côté. Ainsi de suite jusqu'à l'avoir fait trois fois de chaque côté.

Maintenant faites le mouvement du oui de la même façon. Inspirez profondément, la tête est droite à sa place, expirez la tête penche en avant, inspirez elle reprend sa place, expirez la tête penche très légèrement vers l'arrière, à refaire trois fois en avant, trois fois en arrière.

Enfin sans vous occuper de votre respiration, faites des petits cercles avec la tête dans un sens, puis dans l'autre.

Ne forcez surtout pas, vous ne devez ressentir aucune tension. Si aujourd'hui votre tête ne va pas loin sur votre épaule, ce n'est pas grave, respectez votre corps et faites l'exercice uniquement en le visualisant, vous en obtiendrez les mêmes effets.

Parfois en milieu de journée, notamment après le déjeuner, vous ressentez comme de la difficulté à vous concentrer, comme si vous êtiez un peu à côté de vous-même. Le corps et l'esprit ayant du mal à communiquer. Vous pouvez en quelque sorte, relancer la machine, vous réénergiser en quelques minutes, de la façon suivante.

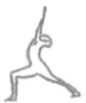

POMPAGE DES ÉPAULES

Debout, les pieds écartés de la largeur des épaules, les genoux légèrement fléchis, les yeux fermés, inspirez profondément, gardez l'air à l'intérieur des

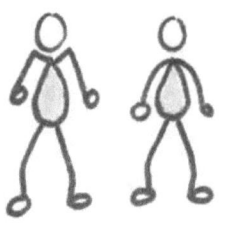

poumons et pendant ce temps de rétention bougez les épaules de haut en bas, une dizaine de fois. Quand vous n'en pouvez plus, car vous êtes en apnée, soufflez, relâchez tout d'un seul coup pour retrouver votre position intitiale. Doucement, à votre rythme, refaites ce mouvement trois fois de suite et prenez le temps de ressentir les sensations.

Le but de l'exercice n'est pas de rester en apnée le plus longtemps possible mais de favoriser le mouvement des épaules. Si elles sont douloureuses, ne faites l'exercice que dans votre tête.

COHÉRENCE CARDIAQUE

Afin de ralentir le rythme cardiaque pour obtenir le calme et la détente, installez-vous debout ou assis, laissez le corps entier se relâcher, et la respiration s'installe. Puis imaginez devant vous la courbe de votre cœur, le tracé de vos battements cardiaques. Inspirez la courbe monte, retenez un instant l'air, la courbe forme un petit arrondi, expirez la courbe redescend. Ainsi de suite jusqu'à tracer une jolie courbe pendant plusieurs minutes.

Avec l'habitude, vous parviendrez à contrôler votre rythme cardiaque s'il vient à s'emballer sous les effets du stress.

Stimuler le méridien du gros intestin apporte un lâcher-prise physique et émotionnel. Il calme les angoisses et renforce la sécurité intérieure. Il régularise également le transit intestinal, soulage les maux de tête et aide à lutter contre le rhume.

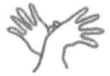

POINT DE LA PALME

Sur la main, ce point est situé entre le pouce et l'index, sur la face dorsale. Lorsque la main est posée à plat, le pouce collé à l'index, il se forme un petit promontoire musculaire. Le 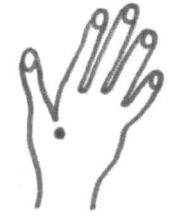 point est au sommet du promontoire. Avec le pouce de l'autre main appuyez assez profondément. Ce point est assez sensible et le ressenti d'une légère douleur à la pression signifie que vous l'avez trouvé. Massez ce point pendant au moins trente secondes dans le sens inverse des aiguilles d'une montre. Répétez le même geste sur l'autre main.

Si vous vous savez sensible au stress généré par certains évènements, vous pouvez vous en protéger grâce à la visualisation suivante.

LA BULLE

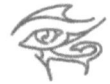

Installez-vous confortablement dans un endroit calme ou vous ne serez pas dérangé. Assis ou allongé, les yeux fermés, relâchez le corps et laissez venir les images. Vous vous voyez dans une situation agréable, ou vous êtes seul, à l'aise, faisant une activité ou quelque chose que vous aimez faire, qui vous épanouit. Vous prenez un moment pour laisser venir cette situation, vous pouvez aussi vous projeter en faisant quelque chose que vous envisagez de faire seul, bien dans votre décision. Vous visualisez le lieu où vous vous trouvez, percevez les détails, les formes, les couleurs. Est-ce que ce lieu est petit ou spacieux, vous sentez la texture du sol sous vos pieds, quels sont les bruits qui appartiennent à ce lui ? Y-a-t-il de la lumière ou fait-il sombre ? Vous vous voyez en train de faire cette activité, ou de vivre cette situation et vous entourez tout cela dans une bulle, une grande, une énorme bulle, dans laquelle vous pouvez prévoir des fenêtres ou une porte. Donnez une couleur à cette bulle, la couleur qui vous semble la plus appropriée à la situation. Vous êtes bien, vous vous sentez complètement à l'aise, vous vivez bien cette situation, vous pouvez mettre plus de luminosité dans la pièce, dans la bulle, imaginez sa matière, et faire ce que vous avez à faire, en toute confiance. Et dans l'avenir vous pourrez dessiner cette bulle autour d'une situation souhaitée ou appréhendée afin de mieux la vivre, afin de mieux accepter la situation. Maintenant, vous respirez profondément et vous rouvrez les yeux tranquillement.

Par leur principe actif extrèmement concentré, les huiles essentielles agissent très rapidement sur le système nerveux autonome. Je vous en propose deux. Essayez-les et choississez, en écoutant vos senstations, celle qui vous convient le mieux.

PETIT GRAIN BIGARADIER (CITRUS AURANTIUM)

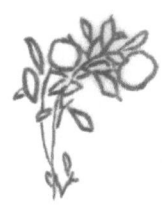

Aussi appelé Oranger Amer, cette plante a des propriétés régulatrices et ré-équilibrantes du fonctionnement métabolique général de l'organisme. Elle favorise le sommeil en calmant l'hypertension, les spasmes et les palpitations. Elle apporte calme, détente et harmonie par simple inhalation. Véritable antistress, elle apaise, protège et rassure les cœurs blessés et solitaires. Une goutte de Petit grain en massage doux au niveau du plexus solaire ou des poignets selon besoin. Vous pouvez aussi prendre une goutte de cette huile essentielle dans une cuillerée de miel ou sur de la mie de pain, une à trois fois par jour.

YLANG YLANG (CANANGA ODORATA TOTUM)

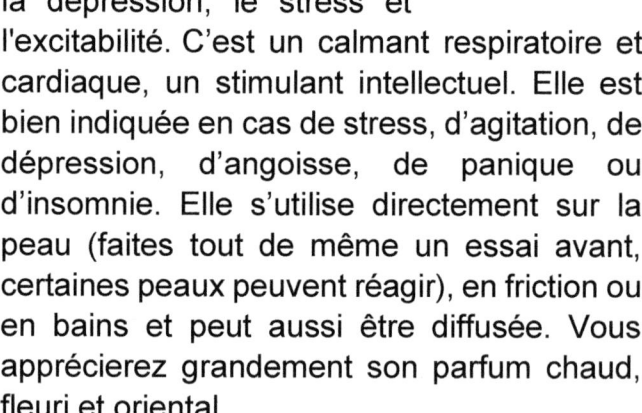

Son parfum puissant et voluptueux vous apportera joie et sensualité. Cette huile stimulante et tonifiante est reconnue pour agir contre la dépression, le stress et l'excitabilité. C'est un calmant respiratoire et cardiaque, un stimulant intellectuel. Elle est bien indiquée en cas de stress, d'agitation, de dépression, d'angoisse, de panique ou d'insomnie. Elle s'utilise directement sur la peau (faites tout de même un essai avant, certaines peaux peuvent réagir), en friction ou en bains et peut aussi être diffusée. Vous apprécierez grandement son parfum chaud, fleuri et oriental.

Nous appelons stress toutes les tensions physiques ou mentales qui viennent perturber le bon fonctionnement de notre organisme. Bien souvent il est inutile de savoir précisément de quoi il s'agit, les exercices expliqués ci-dessus suffisent amplement à le faire disparaître. Parfois, il est intéressant de s'apercevoir que ce qui nous stresse est lié à des croyances limitantes, des messages que nous avons reçus petit et qui nous empêchent d'avancer. Ces croyances ne sont pas la réalité, seulement une vision du monde parmi tant d'autres. À vous de les faire évoluer pour vous libérer du stress qu'elles engendrent.

MODIFIER SES CROYANCES

Mettez-vous au calme de façon à ne pas être dérangé. Prenez un papier et un stylo.

- Faites la liste de vos croyances limitantes, par exemple : « la vie est absurde, le bonheur n'existe pas, tu ne rends pas les autres heureux, il n'y avait qu'une solution et tu ne l'as pas trouvée, tu n'y arriveras jamais, etc. »

- Maintenant, prenez un crayon rouge et biffez vigoureusement ces croyances. Puis, à travers la page, écrivez en vert : « c'est faux, je n'y crois plus ! ».

- Prenez une autre feuille et écrivez ce qui est juste pour vous maintenant. Des phrases positives et aidantes pour vous, comme par exemple : « la vie est passionnante, chaque jour est un beau jour pour être vivant, etc. »

NOVEMBRE

VIVRE LE MOMENT PRÉSENT

L'année à venir n'existe pas. Nous ne possédons que le petit instant présent.

Mahmûd Shabestarî
Philosophe et poète persan

Peu d'enfants ressortent indemnes de leur relation à leurs parents. Trop ou pas assez aimés, nous avons tous quelque chose à leur reprocher. Ils ont pourtant fait ce qu'ils pouvaient, avec les moyens dont ils disposaient, au moment où ils l'ont fait. Essentiellement par amour, ils ont cru faire les bons choix, avoir les bonnes attitudes. Ils ont agi en fonction de ce qu'ils sont, de leurs histoires, de leurs peurs. Enfants nous avons perçu leurs comportements avec nos yeux d'enfants, avec nos besoins et nos attentes d'enfants. Forcément différents et interprétés tout autrement. Même si nous héritons des cellules de nos parents, même si nous naissons jumeaux, même si nous sommes élevés dans la même famille, nous sommes tous différents et uniques. Nous sommes semblables aux autres sur quelques grandes lignes, mais uniques, singuliers dans nos particularités. Nous nous construisons à partir de ce que notre entourage met à l'intérieur de nous, nous forgeons nos propres croyances, nos propres modèles, notre propre vision du monde. Cette vision est unique, elle n'appartient qu'à nous. Personne n'a la même vision et aucune représentation n'est meilleure qu'une autre, personne ne détient la vérité.

Or, dans notre fonctionnement de tous les jours, nous pensons tous que notre vision est LA vérité et que tout le monde pense comme nous. Alors nous projetons : « si je pense cela et que je dis cela, alors il ou elle va penser cela. » Nous imaginons les réactions de l'autre à l'avance et selon nos propres filtres. Nous nous faisons des films, des interprétations sur lesquelles nous projetons à nouveau et puis nous cherchons sans cesse les signes qui nous donnent raison : « il a fait cela, ça veut dire cela, c'est donc bien ce que je pensais. »

Comment pouvons-nous en être sûrs ? Nous n'avons pas de boule de cristal, nous ne pouvons prédire l'avenir et les réactions des autres. Alors avant de dériver vers le conflit, exprimons-nous et demandons clairement à notre interlocuteur ce qu'il en pense. Il ne peut deviner ce dont nous avons besoin, alors à nous de le formuler. Il ne s'agit pas de l'agresser en lui faisant des reproches mais plutôt d'exprimer nos besoins, nos ressentis. D'entendre les siens et de voir ensemble quel compromis, quel accord écologique pour chacun mettre en place. Ainsi percevoir les choses autrement, relativiser, mieux communiquer vous permettra de savourer pleinement le moment présent.

Pour mieux savourer la vie, ce petit moment entre deux inspirations, ce petit moment présent, il faut avant tout en prendre pleinement conscience. Se poser, stopper les ruminations toxiques, pour penser plus clairement et être capable de percevoir le moindre petit instant de sérénité et de bonheur que vous vivez.

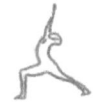

L'ARBRE BRONCHIQUE

Debout ou assis, les yeux fermés, vous vous concentrez sur le trajet de l'air lors de l'inspiration et de l'expiration.

À l'inspiration, vous sentez l'air frais qui entre par le nez, circule dans l'arrière-gorge, le pharynx, le larynx. Ensuite imaginez son trajet dans la trachée, puis dans les bronches qui font un Y à l'envers. Puis dans les bronchioles et dans les alvéoles.

À l'expiration, vous vous concentrez sur le trajet inverse de l'air : alvéoles, bronchioles, bronches, trachée, larynx, pharynx. Vous sentez l'air chaud qui sort du nez et essayez de sentir son odeur.

Vous respirez doucement de cette façon, au moins trois fois de suite et vous prenez ensuite conscience de vos sensations internes.

Notre système énergétique, vous l'avez vu, est en lien direct avec notre corps et sa physiologie. En soutenant les méridiens et organes associés vous influez directement sur vos ressentis et votre santé. Essayez les deux exercices qui suivent et voyez s'ils éclairent votre pensée.

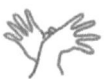

POINT C7 DU POIGNET

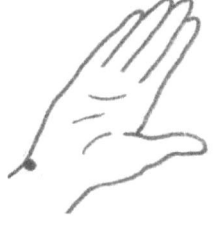

Ce point est situé sur le méridien du cœur, il porte le nom de porte de l'esprit. Il permet de diminuer le trac, l'anxiété, la confusion mentale ou le manque de décision et même l'hyperactivité. Il se trouve à la base de la paume de la main, sur la ligne de l'auriculaire entre le premier et le deuxième pli du poignet. Massez-le plusieurs fois par jour.

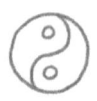

LA POSTURE DE WAYNE COOK

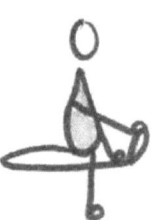

Assis passez une jambe sur la cuisse de l'autre jambe, une main sur la cheville, une main sur le pied. Inspirez profondément en ramenant le pied à l'intérieur vers vous, expirez et relâchez le pied. Vous pouvez faire ce mouvement trois fois de suite avec chaque pied. Il vous permettra de voir les situations sous un jour meilleur, de vous concentrer plus facilement, de penser plus clairement et d'apprendre avec plus de facilité.

Changer son point de vue, voir les choses sous un autre angle, permet de relativiser, de prendre du recul, de la distance avec les choses et les évènements. Cette visualisation vous aidera à changer progressivement les points de vue qui ont besoin de l'être.

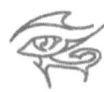

PRENDRE UN BAIN DE SOLEIL

Debout dans la position orthostatique, les yeux fermés, laissez le corps se détendre progressivement, le visage, les mâchoires, les épaules, le dos et les jambes. La respiration trouve son bon rythme. Laissez maintenant votre propre image se placer environ à un mètre devant vous, un peu comme si vous vous regardiez dans une glace en pied. Prenez le temps de contempler votre image, de face, puis bougez, faites-en le tour, puis laissez-vous vous élever dans les airs pour vous regarder de dessus. À quoi ressemblez-vous vu de dessus ? Vous êtes aussi léger qu'une plume, les courants d'airs vous portent, vous élèvent, vous voyez maintenant les arbres du dessus, les maisons, les immeubles, vous montez encore pour voir le pays entier du dessus, l'Europe, les continents, les océans, notre belle planète bleue dans sa globalité. Laissez-vous portez, montez encore, traversez la voie lactée, flottez au milieu des étoiles, montez encore pour atteindre le soleil. Un soleil magnifique, jaune, doré, chaleureux, une agréable chaleur, alors plongez à l'intérieur du soleil, entrez dedans comme dans un bain de chaleur, de lumière, de joie, flottez, nagez, imprégniez-vous totalement de cette énergie positive, un bain de soleil. Et puis quand vous le souhaiterez, vous redescendrez progressivement de la même façon que vous êtes monté, en vous laissant porter par les courants d'air, tel une plume, faites le chemin inverse et retrouvez votre corps, réintégrez-le rempli de chaleur, de lumière, d'énergie. Savourez et rouvrez vos yeux.

Parfois, nous avons été blessé par des personnes et ces blessures se sont inscrites profondément en nous, nous les ressassons, incapables de nous en détacher. Essayez d'arrêter ces ressentimesnts avec les deux exercices suivants, amusants et libérateurs.

LE CADEAU RENDU

Installez-vous au calme, assis ou allongé, fermez les yeux et relâchez progressivement tout le corps. Commencez par la tête, le visage, le cou, la nuque, les épaules, puis les bras, le dos et les jambes. Portez un instant toute votre attention sur votre respiration qui va et vient tranquillement au centre du corps. Maintenant que vous êtes calme, descendez dans votre silence intérieur et revoyez l'évènement qui s'est déroulé quand la personne vous a blessé. Mentalement, prenez cet évènement, emballez-le soigneusement, comme un joli cadeau, de la façon la plus attrayante qu'il vous est possible. Toujours mentalement, marchez jusqu'à la demeure de la personne qui vous a blessé. Remettez-lui ce joli cadeau, en la fixant bien droit dans les yeux et dites-lui : « Voici, je te remets ce que tu m'as donné, ça ne m'appartient pas. En fait, cela m'est désagréable et je refuse ce désagrément dans ma vie. »

Après avoir mentalement remis cet évènement à la personne qui vous a blessé, visualisez-vous sur le chemin du retour. Prenez le temps de regarder les belles choses qui vous entourent. Prenez le temps de vous faire plaisir pendant votre promenade. Vous voyez quelque chose que vous avez envie de vous offrir, permettez-vous cette satisfaction. Ce peut être une fleur, un parfum, ou tout autre objet.

Il est fort probable que la première fois, vous éprouviez encore un trouble émotionnel. Au fur et à mesure que vous serez à l'aise avec cette visualisation, vous réussirez à vous libérer et à ne plus être troublé par ce genre de situation.

CHANGER DES SENTIMENTS NÉGATIFS

Visualisez le visage d'une personne que vous aimez beaucoup dans votre main droite. Puis le visage de la personne que vous n'aimez pas dans la main gauche. Regardez la personne que vous n'aimez pas, puis celle que vous aimez. Regardez votre main gauche, puis votre main droite. Plusieurs fois, de plus en plus vite, sans donner de nom à ces visages. Serrez les mains l'une contre l'autre, respirez profondément, attendez un instant, pensez à nouveau à la personne pour laquelle vous aviez des sentiments négatifs. N'est-elle pas beaucoup moins antipathique ?

Le chakra du troisième œil est le centre de notre intuition, de nos pensées, de notre claivoyance. C'est à cet endroit que s'active le petit vélo que nous avons dans la tête et qui nous empêche, si son mouvement est incessant, de penser clairement. Pour apaiser cette zone, calmer le mental, et avoir confiance en vos raisonnements, pratiquez la méditation suivante.

MÉDITATION DU TROISIÈME OEIL

Assis confortablement, le dos bien droit, le sommet de la tête bien redressé, vous laissez le corps se détendre, en relâchant les mâchoires, les épaules, la respiration trouve son bon rythme. Les yeux fermés vous portez votre attention sur un espace situé entre les sourcils un peu au-dessus. Laissez aller la respiration tranquillement et focalisez sur cet espace. Rapidement un point de lumière se dessinera précisément au bon endroit. Concentrez le plus longtemps possible votre attention sur ce point. Il s'agit de ce que les indous appellent le troisième œil celui qui voit lorsque les deux autres se ferment. L'apaisement est assuré.

Encore deux huiles essentielles à essayer. Testez-les et faites-vous confiance pour les choisir. Écoutez vos sensations et vous saurez laquelle préférer. Un parfum que vous ne supportez pas, suffit à vous indiquer qu'une huile n'est pas bonne pour vous.

CAROTTE CULTIVÉE (DAUCUS CAROTA)

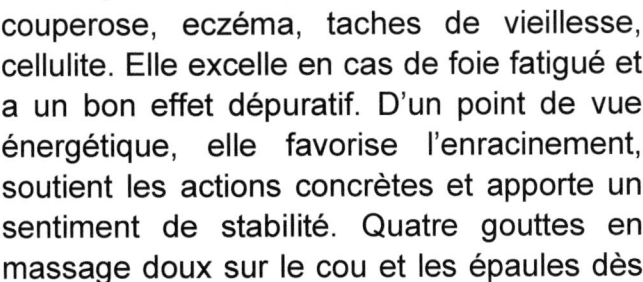

Cette huile est particuliè-rement intéressante en cas de fatigue nerveuse, sentiment d'insécurité, insuffisance hé-patique et rénale, hypo-tension, furoncle, acné, couperose, eczéma, taches de vieillesse, cellulite. Elle excelle en cas de foie fatigué et a un bon effet dépuratif. D'un point de vue énergétique, elle favorise l'enracinement, soutient les actions concrètes et apporte un sentiment de stabilité. Quatre gouttes en massage doux sur le cou et les épaules dès qu'il faut lâcher prise sur un comportement, une idée obsessionnelle, le désir de tout contrôler.

Attention ne pas utiliser cette huile durant une longue période en cas d'hypertension.

PATCHOULI (POGOSTEMON CABLIN)

L'huile essentielle de Patchouli est décongestionnante, elle favorise la circulation veineuse, cicatrisante, anti-inflammatoire, anti-infectieuse et antiseptique. C'est une huile permettant de vivre son individualité et de rester fidèle à ses convictions. Elle favorise la réconciliation avec ses origines, donne le courage d'exprimer ses émotions calmement, combat les peurs, l'incertitude. Le patchouli stimule le désir de dépasser ses limites, redonne force physique et psychique lors d'épuisement nerveux ou de stress, favorise le lâcher-prise.

Si vous avez au fond de vous encore beaucoup de ressentiments liés à votre passé, votre enfance et plus précisément vos parents auxquels vous n'arrivez pas, ou ne pouvez plus, dire ce que vous avez sur le cœur, vous pouvez faire l'exercice suivant.

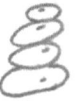

ÉCRIRE UNE LETTRE

Installez-vous confortablement, prenez une feuille et un stylo et écrivez une longue lettre à la personne pour laquelle vous avez des ressentiments. Prenez le temps de mettre sur le papier tout ce que vous avez toujours voulu lui dire sans jamais oser lui dire. Lorsque vous avez terminé, pliez la lettre et lors d'un petit rituel, vous pouvez soit la brûler, l'enterrer ou la déchirer. Après cela, respirez profondément et revenez à vos sensations corporelles.

Vous l'avez compris pour prendre conscience de l'instant présent et le vivre dans la sérénité, il faut avant tout faire le vide, le silence, le calme à l'intérieur de vous. Il s'agit de s'entrainer, vous n'avez pas l'habitude de le faire et c'est un exercice difficile. Commencez doucement, tranquillement, petit pas par petit pas, et vous finirez par atteindre votre sommet.

DÉCEMBRE

PROFITER DE L'HIVER

L'hiver, c'est la saison du recueillement de la terre, son temps de méditation, de préparation.

Lionel Boisseau
Écrivain canadien

L'hiver correspond à la fin du cycle annuel avant la renaissance du printemps. C'est le temps du repos et de l'intériorisation, le Yin du Yin. Si bien évidemment, le monde extérieur nous sollicite tout autant que le reste de l'année, il est pourtant sage de ralentir son mode de vie et de chercher à suivre le rythme de la nature qui s'est endormie. Aucun processus ne peut demeurer en permanence dans l'activité et le mouvement. Le repos n'est pas l'arrêt ou la diminution de la vie : il en est un des moments le plus important, celui qui permet de se ressourcer pour pouvoir repartir avec entrain au printemps.

En cette saison, sachez donc ralentir votre vie sociale pour retrouver votre chez-vous, votre maison mais aussi votre intimité. Plongez-vous dans la lecture, la méditation, la rêverie devant la cheminée. Sans aucune culpabilité, couchez-vous tôt, même très tôt si vous vous sentez fatigué. Protégez-vous du froid en vous couvrant largement, notamment la partie des lombaires où résident les reins et la vessie, les deux organes liés à l'hiver. Faites de même au niveau des pieds et de la tête. Surtout, prenez soin de vos reins : c'est là que réside votre réserve d'énergie que vous devez restaurer en hiver pour l'année qui vient. N'hésitez donc pas à vous programmer des soirées bien au chaud avec une bouillotte dans le bas du dos.

Décembre c'est aussi le mois des fêtes avec son lot de contraintes protocolaires qui pour beaucoup génère de l'anxiété. Les rituels des cadeaux imposés, des repas familiaux, ravivent parfois des rancœurs enfantines. Noël nous renvoie aussi à la magie de l'enfance, au rêve et à la joie. Pour les enfants c'est un moment magique que nous aimons partager avec eux. Pour les adultes c'est parfois un peu plus compliqué. Les fêtes engendrent de l'excitation mais aussi du stress en fonction de comment nous les appréhendons et les vivons. Et qui dit stress, dit aussi fragilité physiologique, alors redoublez de vigilance pour soutenir votre système immunitaire. Ne vous laissez pas aller à une complète léthargie, toute votre énergie doit être tournée vers la prévention pour ne pas attraper tous les virus qui gravitent en cette saison.

L'objectif en hiver est de soutenir votre système immunitaire, en vous réchauffant et vous dynamisant. Il faut impérativement tenir la fatigue, la baisse de moral et les virus à distance.

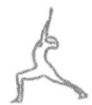

RESPIRATION DYNAMISANTE

Inspirez très longuement sur quatre temps, expirez très rapidement, d'un seul coup sur un temps. Répétez au moins trois fois et prenez le temps d'écouter les sensations générées.

Cette respiration éloigne la fatigue et vous remet en énergie.

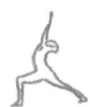

CHAUFFAGE CORPOREL

Procédez comme pour la respiration abdominale. À l'inspiration le ventre se gonfle, à l'expiration il se dégonfle. Respirez lentement par le nez de cette façon, puis de plus en plus rapidement, jusqu'à le faire très vie. Soufflez complètement, récupérez et recommencez. Sur le moment cet exercice semble fatiguant, faites-le à votre rythme et outre vous réchauffer, il vous stimulera.

Les contractions du cou, une autre façon de se réchauffer, d'éloigner la fatigue et de se concentrer.

CONTRACTIONS DU COU

Il s'agit de contracter plusieurs fois de suite les muscles sterno-cléido-mastoïdiens. Ce sont les muscles du cou qui vont de

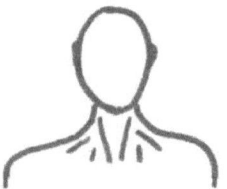

la tête jusqu'aux clavicules. Pour cela le plus simple est de prononcer à haute voix la lettre X en exagérant la prononciation. Je sais, cela donne un air un peu ridicule. Mais vous n'êtes pas obligé de le faire en public !

Après une dizaine de fois, prenez le temps de ressentir les sensations corporelles, vous serez étonné du résultat. Cet exercice est bien connu des alpinistes de haute montagne.

Passez maintenant à l'énergétique avec cet étirement et ces automassages.

ETIREMENT MÉRIDIENS DU REIN ET DE LA VESSIE

Assis sur le sol, les jambes tendues et les pieds joints, placez les mains sur vos pieds, ou

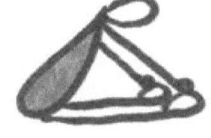

le plus près de vos pieds. Faites au moins trois respirations complètes dans cette position. À l'inspiration relâchez un peu l'étirement, à l'expiration amenez le ventre vers les cuisses. Ne forcez pas, allez-y très progressivement. Si la position est véritablement difficile à tenir, faites cet étirement en dynamique. À l'inspiration amenez vos mains vers vos pieds, à l'expiration revenez en position assise. Progressivement vos muscles vous autoriseront à maintenir la posture.

En hiver, saison du repos, le corps recharge les batteries pour l'année qui vient. Cette énergie se stocke dans la région des reins. Il convient donc de stimuler les reins en hiver pour bien recharger ses batteries annuelles.

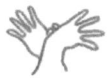

LES TROIS COUPS

Avec le bout des doigts, tapoter ou masser ferme-ment les points suivants :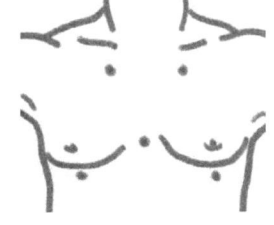
- Sous les clavicules, nous avons deux points sensibles, ne vous tracassez pas à les localiser parfaitement, tapotez largement et vous tomberez bien dessus. La stimulation de ces points favorise la concentration et évite la somnolence.
- Entre les deux seins, au niveau du thymus, les tapotements stimulent toutes les énergies, renforcent le système immunitaire, augmentent force et vitalité.

- Sous les seins, tapoter les points neurolymphatiques de la rate pour augmenter l'énergie, équilibrer la chimie sanguine, et renforcer le système immunitaire.

L'AGRAFE

Pour renforcer vos énergies et vous protéger des maladies des autres, placez un pouce ou le majeur de l'une de vos mains sur votre front, entre vos sourcils, et le pouce ou le majeur de l'autre main dans votre nombril. Tirez légèrement la peau vers le haut sur les deux points, fermez les yeux et respirez profondément quelques instants, ressentez.

Si malgré vos efforts, vous n'avez pu éviter le rhum hivernal, ne vous laissez pas abattre et soignez-vous rapidement et efficacement.

Le nez est l'ouverture vers les poumons. La faiblesse de ces derniers favorise la manifestation de l'allergie, du rhume et de la sinusite. Pour renforcer les poumons et les sinus, déboucher le nez et respirer normalement en 3 minutes, faites ce petit massage. Il permet aussi de garder ou améliorer sa faculté olfactive.

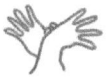

POINTS DU NEZ

Avec les index ou majeurs appuyez sur les deux points situés à la base des deux côtés du nez pendant 10 secondes et massez-les. Faites la même chose aux deux points situés à mi-chemin entre la base du nez et le troisième œil. Avec les deux doigts ensemble faire de même sur le troisième œil. Pour terminer, d'un mouvement continu et avec les deux doigts masser le nez en partant de la base jusqu'au troisième œil. Répétez cet enchainement au moins trois fois de suite, voire plus si le nez est bien bouché.

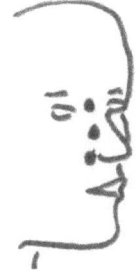

Ce protocole de Do In vous permettra de soigner un rhume en quelques jours sans avoir recours à divers médicaments. L'effet de ce protocole est de renforcer les propres forces de guérison de votre corps, notamment en revitalisant les organes et méridiens généralement atteint lors de ce genre de pathologie, c'est-à-dire le poumon et le gros intestin.

Avant de commencer, rappelez-vous qu'en Do In vous travaillez sur l'expiration avec une force qui vient du mouvement des bras et du corps, comme si c'étaient les coudes qui voulaient rentrer dans le corps, et non pas la force musculaire des doigts.

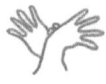

DO IN CONTRE LE RHUME

En position assise, percutez avec le bout des doigts sur l'ensemble de la tête.

Avec les coudes écartés, faites une pression avec les paumes des mains sur le milieu de la tête, vers le front, vers la nuque.

Avec l'index ou le majeur effectuez une pression intense à la base du crâne, dans la cavité juste après l'oreille pendant trois secondes.

Déplacez les doigts de quelques centimètres et massez fortement la base du crâne ainsi que l'occiput, trou à la base du crâne.

Prenez généreusement le muscle du trapèze avec la main opposée à l'épaule concernée. Serrez pendant trois secondes puis relâchez vivement. Répétez au moins trois fois. Saisissez à nouveau ce muscle et ramenez-le vers l'avant. Faites la même chose de l'autre côté.

Comme on saisit un chat par la peau du cou, serrez puis remontez la peau de la nuque vers le haut en trois mouvements. Au moins trois fois.

Le menton un peu rentré, effectuez une pression sur le haut du crâne puis descendez en pressant jusqu'au troisième œil.

Frottez fortement la frontière entre le cuir chevelu et le front pour évacuer les sécrétions nasales.

Vous pouvez compléter avec les points du nez, l'étirement du poumon et du gros intestin vu en septembre et même le Do In de tout le corps vu en janvier.

S'il est une seule et unique huile essentielle à posséder en hiver, c'est bien celle de Ravintsara. Ne vous en séparez jamais et n'hésitez pas à l'inhaler plusieurs fois au cours de la journée si vous vous exposez aux microbes.

RAVINTSARA (CINNAMOMUM CAMPHORA)

Reconnue comme étant l'une des huiles essentielles les plus intéressantes en aromathérapie, cette huile présente des propriétés reconnues comme antiviral 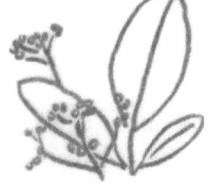 et microbicide et comme excellent tonique nerveux. C'est un parfait immunostimulant, préventif des affections hivernales, anti-infectieux ORL et broncho-pulmonaire. Elle est aussi préconisée lors de trouble du sommeil car elle favorise l'endormissement en calmant les ruminations. Elle permet de voir plus clair. Une goutte de Ravintsara au niveau des poignets ponctuellement selon les besoins ou le soir avant de se coucher. Elle est également utilisable par voie orale.

PIN SYLVESTRE (PINUS SYLVESTRIS)

Cette huile est un tonique très puissant dont les effets sont similaires à ceux de la cortisone. C'est également un 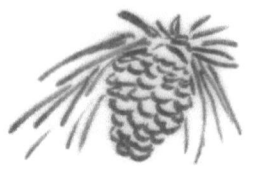 antiseptique respiratoire et expectorant. Elle est particulièrement indiquée lors de bronchites, sinusites, toux, laryngites mais vous sera aussi fort utile en cas de grosse fatigue physique ou mentale, de baisse de la concentration, d'hypotension et de fatigue des glandes surrénales. Si vous l'utilisez en friction diluez là jusqu'à 20 % dans une huile végétale car des irritations cutanées sont possibles à l'état pur. La façon la plus efficace de l'utiliser est de la diffuser, en mélange avec d'autres huiles, pour la prévention des rhumes et infections respiratoires.

Attention ne pas diffuser en présence d'enfants de moins de 6 ans ou de femme enceinte.

L'hiver, en médecine chinoise, correspond à l'élément eau qui touche aux énergies profondes. Ce sont nos énergies non conscientes, nos schémas structurels personnels sur lesquels notre réalité est construite. Au niveau psychologique et mental, la sévérité, la rigueur, le passage à l'action, le sens de l'écoute dépendent du principe de l'eau. Les reins, liés à l'hiver, contrôlent la composition et la sécrétion des liquides organiques et commandent le système de défense contre le stress. Nous avons vu comment prendre soin de nos reins à l'aide d'étirement, l'alimentation est une manière complémentaire de le faire.

LES ALIMENTS QUI NOURRISSENT LE REIN

Plus que lors d'autres saisons, mangez chaud le plus souvent possible. Consommez sans modération toutes les sortes de haricots, de légumineuses et de céréales : pois, pois cassés, pois chiche, lentille, riz, sarrasin, millet, quinoa mais aussi soja, châtaigne, porc, canard, noix de cajou, crevette, coque, huître, crabe. Cuisinez les légumes racines chargés des qualités nutritives de l'hiver : carottes, pommes de terre, navets, oignons. Dans cette même logique de saison, plutôt que de rechercher des vitamines dans les agrumes (orange, clémentine, pamplemousse…) dont les éléments nutritionnels ne correspondent pas à la saison hivernale, mangez plutôt des pommes, des poires ainsi que des fruits secs qui ont tout autant de qualités nutritives.

La cannelle possède des propriétés médicinales très nombreuses. C'est une huile anti-inflammatoire efficace, antimicrobienne et antibactérienne, elle renforce le système immunitaire. En l'associant au miel vous pouvez traiter ou prévenir de nombreuses pathologies telles que l'arthrite, l'hypertension et les problèmes cardiaques, le diabète, le cholestérol, les rhumes sévères et la grippe entre autres. La cannelle réchauffe l'organisme et l'hiver est la période idéale pour la consommer.

CANNELLE ET MIEL

Ajouter dans une tasse d'eau bouillie, une cuillère à café de cannelle en poudre et une cuillère à café de miel. Boire une tasse tous les matins à jeun pendant 21 jours.

Pour terminer cette thématique, je vous propose de méditer sur ce joli conte, au coin du feu, emmitouflé dans un plaid douillet, une tasse de thé à la main.

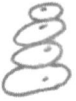

LE POUVOIR DIVIN

Il y a longtemps, très longtemps, tous les hommes étaient des dieux. Mais les hommes étant ce qu'ils sont, à cette époque déjà, ils abusèrent à un point tel de leur divinité que le maître des dieux, Brahma, décida de leur ôter le pouvoir divin et de le cacher en un endroit où ils ne pourraient jamais le retrouver.
Convoqués par Brahma, les dieux mineurs qui formaient sa cour furent invités à discuter ensemble d'une cachette ou jamais l'homme ne pourrait trouver le pouvoir divin.

« Enterrons, proposèrent-ils, la divinité de l'homme au centre de la terre ».

Mais Brahma leur répondit : « Non cela ne peut pas suffire. Un jour viendra où l'homme creusera, et alors, il la trouvera ».

Alors, les dieux courtisans proposèrent une autre solution : « Faisons-la couler au plus profond des océans ».

Mais de nouveau, Brahma leur rétorqua : « Non, car viendra bien aussi le jour où l'homme se mettra à explorer les profondeurs abyssales, et un jour il est certain qu'il la trouvera et la remontera à la surface ».

« Et si nous la faisions s'envoler au plus haut des cieux ? » Mais Brahma savait bien qu'un beau jour, les hommes seraient capables d'aller dans le ciel et la découvriraient.

Les dieux durent admettre ne pas savoir où la cacher. « En effet, dirent-ils, il ne semble pas exister sur terre, dans la mer ou parmi les cieux, d'endroit que l'homme ne puisse atteindre un jour ».

Brahma dit alors : « Nous cacherons la divinité de l'homme au seul endroit qu'il ne pensera jamais à aller visiter ». Et ils cachèrent le pouvoir divin de l'homme dans cet endroit secret.

Depuis ce temps-là, l'homme a effectivement fait le tour de la terre, il a tout exploré : il a gravi les montagnes les plus hautes, creusé les puits les plus profonds, plongé jusqu'au cœur des océans, il est même allé dans l'espace, sur la Lune et sur Mars... vainement il a cherché quelque chose qui se trouve au plus près, au plus évident, au plus accessible : à l'intérieur... de lui-même !

CONCLUSION

Voilà un an que vous prenez soin de vous, que vous avez appris plus d'une centaine d'exercices pour préserver votre santé en équilibrant le mental, le corps et l'émotionnel. Vous avez bien apprécié certains exercices, d'autres ne vous ont absolument pas convenu. Vous savez maintenant reconnaître vos sensations et apporter à votre corps les réponses appropriées.

Vous avez certainement observé de nombreux changements. Prenez le temps de vous les remémorer pour bien prendre conscience du chemin parcouru. Mesurez votre évolution, tous les petits changements positifs de votre vie : une meilleure gestion du stress, un meilleur sommeil, une bonne gestion des émotions, une énergie plus constante, plus de recul, moins de douleur, plus de confiance en vous, plus de souplesse mentale et physique, plus de sérénité. Une quantité de petites choses, de petits signes qui vous montrent combien vous avez évolué.

Vous ne subissez plus la vie, vous avez changé, vous êtes maintenant acteur de votre vie. Acteur de votre santé et de votre bien être, solidement ancré à la terre, bien à votre place, renforcé et capable de faire face à toutes les tempêtes et tous les orages qui traverseront votre vie.

Vous n'avez désormais plus besoin de guide, vous pouvez marcher seul en toute sérénité, en toute confiance et en toute sécurité sur le magnifique chemin de la vie en pleine santé.

Je vous souhaite bonne route.

TECHNIQUES ABORDÉES

ACUPRESSION

L'acupression, également appelée acupressing en anglais, est une méthode thérapeutique consistant à masser les points d'acupuncture. La pression des doigts sur certains points à localiser avec précision permet de soulager les petits maux quotidiens comme la fatigue, le stress ou les douleurs et de renforcer le système immunitaire. Cette méthode, directement inspirée de l'acupuncture, a pour avantage de pouvoir être utilisée sur soi-même, sous forme d'automassages.

L'acupression consiste à tapoter ou à presser les points d'acupuncture avec la pointe de l'index ou avec le pouce tout en respirant profondément. L'intensité de la pression exercée doit être dosée en fonction de vos sensations d'inconfort : si le point est douloureux, il est recommandé de le masser doucement avant d'augmenter progressivement la pression.

En médecine traditionnelle chinoise ou ayurvédique le monde est décrit en termes d'énergie. Tout est considéré comme une manifestation de l'énergie vitale universelle. Énergie vitale que l'on retrouve sous les termes Qi, Ki, Chi, Prana ou encore souffle selon les cultures. Cette énergie circule dans le corps à travers les méridiens. Il en existe 12 principaux. À certains endroits bien précis de chaque méridien, le Qi se rapproche de la surface du corps. Ce sont les points d'acupuncture.

Traditionnellement, on compte environ 360 points répartis sur les méridiens qui parcourent toute la surface du corps. Cependant, d'autres points ont par la suite été identifiés et, selon le modèle utilisé, on peut trouver plus de 2 000 points. Les points sont considérés comme portes d'entrées et/ou de sorties des énergies à travers le corps.

L'acupression se concentre seulement sur quelques points spécifiques permettant de soulager les maux les plus courants. Elle ne présente aucune contre-indication et s'apprend facilement seul à partir de n'importe quel ouvrage.

Aromathérapie

L'aromathérapie est l'utilisation médicale des extraits aromatiques de plantes, essences et huiles essentielles. Cela la différencie de la phytothérapie qui fait usage de l'ensemble des éléments des plantes. L'aromathérapie ne se limite pas à la diffusion d'odeurs agréables. C'est une approche de soin dont les essences aromatiques des plantes constituent la base. L'appellation qui est devenue d'usage courant pour parler des essences aromatiques est « huiles essentielles ». L'aromathérapie est l'un des outils de la naturopathie.

L'huile essentielle est une substance odorante volatile produite par certaines plantes et pouvant être extraite sous forme de liquide. Bien qu'on les appelle huiles, ces substances ne contiennent aucun corps gras. Le règne végétal compte plusieurs centaines de milliers d'espèces et 4 000 d'entre elles fabriquent des essences aromatiques ; toutefois, seulement quelques centaines le font en quantité suffisante pour qu'on puisse les extraire.

Depuis des milliers d'années, les huiles essentielles sont utilisées couramment en cuisine, en médecine, en parfumerie et dans l'industrie cosmétique. Mais, c'est à la fin du XIXe siècle, en France, que commence l'histoire moderne de l'aromathérapie. C'est alors qu'on a prouvé scientifiquement la capacité des huiles essentielles à neutraliser les bactéries (vers la même époque, on découvrait les antibiotiques, ce qui a eu pour effet d'écarter l'aromathérapie du champ de la médecine).

Une huile essentielle peut renfermer jusqu'à plusieurs centaines de sortes de molécules, chacune ayant des propriétés particulières (antiseptique, bactéricide, immunostimulante, décongestionnante, etc.). Les scientifiques regroupent ces molécules en plusieurs chémotypes ou « familles biochimiques », cétones, esters, coumarines, phénols, monoterpénols, etc., en fonction de la similarité de leurs propriétés. Les molécules travaillent en synergie, ce qui explique la polyvalence des huiles essentielles et leur vaste spectre d'action. Une même plante peut inclure diverses espèces, dont chacune possédera des chémotypes différents. C'est donc le nom latin complet qui permet de savoir de quelle plante exacte il s'agit. Le lieu de culture (climat, altitude, composition du sol) peut aussi influencer la composition chimique d'une plante.

Il ne faut pas mélanger, pour une même plante, les propriétés de son huile essentielle et celles des feuilles ou des fleurs prises en décoction, par exemple. Ni confondre huiles essentielles, essences culinaires et parfums.

Les huiles essentielles sont très concentrées en éléments chimiques actifs et peuvent présenter certains dangers. Plusieurs composés sont irritants ou allergènes pour la peau et les muqueuses. D'autres peuvent être toxiques à forte dose ou sur une longue période. Elles ne doivent pas être utilisées par les femmes enceintes et/ou allaitantes et les enfants. Il est important de respecter la posologie et un des modes d'utilisations suivants en fonction de l'effet recherché :

- Voie interne : comme les huiles essentielles sont irritantes pour les muqueuses, elles sont mélangées à un peu d'huile végétale, à du miel ou du sucre, elles ne se diluent pas dans l'eau.

- Voie externe : l'huile peut se diffuser dans l'organisme à travers la peau ; elle peut être ajoutée à une huile de massage ou à un onguent.

- Voie atmosphérique : l'huile diffusée dans l'air est absorbée par les voies respiratoires. C'est l'utilisation la plus facile, mais qui nécessite un diffuseur adapté permettant une micro-diffusion, ou un diffuseur dont la température de diffusion est située entre 35 et 60° C maximum. La diffusion ne doit pas être permanente, dix à quinze minutes par heure sont suffisantes. La diffusion peut être contre-indiquée pour les personnes souffrant d'allergies respiratoires. Le brûle parfum dont la température peut être supérieure à 100°C accélère l'oxydation et altère les propriétés des huiles essentielles.

Les huiles essentielles étant très coûteuses et très recherchées, elles peuvent être frelatées par adjonction d'huiles de mauvaise qualité ou de produits de synthèse bien moins onéreux. Il est important de s'assurer de leur qualité et de s'adresser à des personnes qualifiées en aromathérapie pour leur utilisation.

DIÉTÉTIQUE

Du latin diaetetica, « ensemble des règles à suivre pour un régime équilibré ». La diététique s'apparente à un moyen d'agir sur sa santé et sa forme via l'alimentation. Si la nutrition se définit comme la science qui analyse les rapports entre la nourriture et la santé, la diététique y intègre une dimension culturelle liée aux pratiques alimentaires. La diététique est une « norme sociale » qui varie selon les époques, selon les civilisations, selon les religions ou les croyances et bien sûr selon l'état des connaissances en nutrition. À notre époque, sous l'effet du développement scientifique, les deux concepts tendent à se rejoindre. La « norme diététique » s'appuie sur des connaissances scientifiques qui ne cessent de s'accroître.

L'histoire de l'évolution de la diététique montre qu'il n'y a pas une diététique mais des diététiques, qui dépendent de la conception de la digestion et de la connaissance des aliments. Jusqu'au développement de la chimie, les diététiques anciennes en Europe, en Inde ou en Chine, ont de grands points communs :

- la digestion est une cuisson des aliments ;
- le corps est composé d'éléments qui déterminent un tempérament ;
- il est recommandé de manger une nourriture équilibrée, c'est-à-dire des aliments correspondant à son tempérament.

Pour la diététique hippocratique, il y a 4 éléments : l'Eau, la Terre, l'Air, le Feu, qui correspondent à 4 tempéraments : lymphatique, mélancolique, sanguin et colérique. Chaque aliment est classé en chaud, froid, sec ou humide.

Pour la diététique ayurvédique, il y a 5 éléments : l'Ether, l'Air, l'Eau, le Feu, la Terre, qui correspondent à 3 tempéraments : Vata, Pitta, Kapha. Chaque aliment est classé selon les éléments, les tempéraments ou Doshas, 6 saveurs et 3 catégories ou Gunas (Sattvic, Rajasic ou Tamasic).

Pour la diététique chinoise, il y a 5 éléments : le Bois, le Feu, la Terre, le Métal, l'Eau, qui correspondent aux mêmes 5 tempéraments. Les aliments sont classés par saveurs, couleurs, consistance. Les aliments peuvent être également Yin ou Yang.

La diététique hippocratique et la diététique chinoise ont survécu aux progrès de la médecine et de la chimie, tandis que la diététique ayurvédique ne survit plus qu'en Inde (médecine Unani-Tibbi). La naturopathie a repris certains concepts de la médecine ayurvédique.

La diététique scientifique en occident a modifié sa définition de la digestion : ensemble des processus mécaniques et biochimiques assurant la transformation et l'absorption des aliments. Le classement des aliments est désormais composé de nutriments, directement assimilables : protéines, lipides, glucides, vitamines, minéraux, oligo-éléments. La diététique officielle conserve toujours le concept de nourriture équilibrée pour se maintenir en santé.

Do In

Le Do In est une technique d'automassage issu de la médecine traditionnelle chinoise, à l'instar de l'acupuncture ou encore de la réflexologie. Do In signifie « la voie avec soi-même ». C'est une technique d'automassage lors de laquelle on stimule les différentes parties de son corps via des pressions à l'aide des doigts et plus précisément le bout du pouce, de l'index et du majeur. Sa pratique est très proche de sa version japonaise appelée Shiatsu « la voie par la pression des doigts ».

À la différence de l'acupression, qui sollicite les points spécifiques d'acupuncture, le Do In consiste à exercer des pressions, des frictions, des martèlements le long des méridiens. Le Do In se pratique habillé, n'importe où et nul besoin d'être expert en massage.

Le Do In a pour objectif de prévenir et traiter les dysfonctionnements de l'organisme liés à une mauvaise circulation de l'énergie ou « énergie vitale », plus communément connue sous le nom de Qi en chinois. Il s'agit d'effectuer des pressions sur les points d'acupuncture, le long du trajet des méridiens : notre corps est parcouru par 12 méridiens principaux porteurs de notre énergie vitale. À chaque méridien correspond un organe : un méridien pour l'intestin grêle, un pour la vessie, un pour le foie, un pour l'estomac, etc. Si un méridien est « engorgé » (c'est-à-dire que l'énergie peine à circuler), l'organe correspondant est affaibli et n'assure plus sa fonction vitale. L'automassage permet d'apporter ou de retirer le trop plein d'énergie à cet organe, et de rétablir ainsi l'harmonie perdue.

Le Do In aide à faire circuler correctement le Qi dans notre corps et à l'harmoniser avec l'énergie présente tout autour de soi. En facilitant les échanges entre nos organes, ces pressions aident également à éliminer les toxines. Se masser déclenche par ailleurs la sécrétion d'endorphines, ces fameux antalgiques naturels du corps.

EFT (EMOTIONAL FREEDOM TECHNIQUE)

Technique de libération émotionnelle, en français, c'est une sorte d'acupuncture sans aiguilles fondée par Gary Graig en 1991. Ingénieur de Stanford, Gary Graig, passionné de psychologie, à la recherche de techniques qui donnent des résultats, s'est intéressé à la TFT (Thought Field Therapy ou Thérapie de Champs de pensées) mise au point par Roger Callahan en 1980. Après avoir suivi sa formation, Gary Graig met au point et développe à son tour l'EFT, méthode plus simple et plus rapide.

Cette thérapie peut être appelée thérapie méridienne ou thérapie énergétique car elle utilise les méridiens d'acupuncture. Elle est basée sur le principe fondamental suivant : la cause des émotions négatives est une perturbation du système énergétique du corps.

L'EFT est une cousine de l'acupuncture car il s'agit de tapoter doucement certains points spécifiques situés sur les méridiens d'énergie. En tapotant ainsi, tout en pensant à ce qui dérange, on équilibre les méridiens perturbés. Vous conservez la mémoire de l'évènement qui vous a dérangé, mais n'en ressentez plus la charge émotionnelle qui l'accompagnait.

Cette méthode est efficace, simple à enseigner et à apprendre, ludique et rapide. Elle produit des résultats pérennes la plupart du temps et apporte un soulagement là où d'autres thérapies ont échoué.

L'EFT est particulièrement adaptée pour la résolution de toutes les émotions négatives telles que les peurs, les états de stress, la mélancolie, la dépression, le dégoût, la culpabilité, la honte, la faible estime de soi, l'anxiété, etc. Elle permet également de solutionner des problèmes physiques (maladies de peau, douleur, surpoids, etc.), les addictions (alcool, tabac, drogue, nourriture) ainsi que les TOC, le bégaiement, etc.

MÉDECINE AYURVÉDIQUE

L'Âyurveda ou encore médecine ayurvédique est une association des mots ayur signifiant « vie » et veda qui signifie « connaissance ». L'Âyurveda puise ses sources dans le Véda, ensemble de textes sacrés de l'Inde antique. En l'occurrence, il s'agit d'une approche dite holistique de la culture védique, dont l'hindouisme s'est librement inspiré. L'Âyurveda demeure une forme de médecine traditionnelle encore vivace en Asie du Sud.

Les praticiens ayurvédiques ont mis au point un certain nombre de préparations médicinales et de procédures chirurgicales pour prévenir ou guérir diverses maladies et affections. L'Âyurveda est devenue une forme de médecine alternative en Occident. L'Organisation mondiale de la santé l'a reconnue comme un système de médecine traditionnel.

L'Âyurveda croit en l'existence de cinq grands éléments (la terre, l'eau, le feu, l'air et l'espace) formant l'univers, y compris le corps humain. Le sang, la chair, le gras, l'os, la moelle, le chyle et le sperme sont les sept principaux éléments constitutifs de l'organisme.

L'Âyurveda croit en l'équilibre de trois humeurs ou doshas : Vata (vent / esprit / air), Pitta (feu / bile), Kapha (terre / eau / mucus). Ces éléments sont présents à des degrés différents chez chaque individu. Cette doctrine des trois doshas, est primordiale. Le dosha dominant chez l'individu détermine ses tendances, ses faiblesses et conseille un style de vie, notamment un régime qui lui est bénéfique, en l'harmonisant avec l'univers.

La construction d'un métabolisme sain, le bon déroulement de la digestion et de l'excrétion apportent la vitalité. L'Âyurveda met également l'accent sur l'exercice, le yoga, la méditation et les massages.

Les livres anciens évoquent l'influence de l'esprit, des actions passées, des incarnations précédentes, sur le corps. Selon cette tradition, tout au long du cycle des réincarnations, l'être demeure. Le corps physique disparaît avec la mort mais la vie est perçue comme un continuum. Le karma affecte le corps subtil. Au cours des différentes vies, les actions de l'homme laissent dans son psychisme des samskāra (des traces ou empreintes), qui déterminent les tendances de chaque individu (vāsānā) qui s'expriment sous forme de désirs dans la vie présente.

Quelques axes principaux évoqués dans les écrits, et que l'on retrouve plus ou moins dans l'Âyurveda tel qu'il est compris aujourd'hui :

- La vie vécue normalement est un état de bonheur.
- L'hygiène de vie permet de restaurer l'harmonie de l'homme avec son environnement.
- L'alimentation, la digestion et l'assimilation sont des questions essentielles pour la santé.
- Les médicaments sont de nature végétale (341 recensés), animale (177 recensés) ou minérale (64 recensés).
- La parole comme méthode de soin, présente dans l'Atharva-Véda, est associée à ces médicaments.
- La médecine est plus préventive que curative.

- La maladie est considérée comme la conséquence d'une erreur alimentaire et d'une mauvaise compréhension de l'univers, ainsi que d'une mauvaise harmonie entre le corps et l'esprit.

- Le yoga tel qu'on le connaît en Occident, c'est-à-dire le yoga des postures, était également mentionné comme un médicament.

MÉDECINE CHINOISE

La médecine chinoise traditionnelle est fondée sur une théorie du fonctionnement de l'être humain en bonne santé, d'un point de vue physiologique, psychologique, anatomique, etc. Elle tente également d'expliquer les causes des maladies et les mécanismes biologiques et psychiques qui en sont les conséquences. La médecine chinoise cherche à comprendre l'être humain dans son ensemble, aussi bien sain que malade, tant du point de vue des symptômes visibles qu'invisibles, par une gestion de l'équilibre de l'énergie interne appelée Qi ou Chi.

C'est une médecine dont l'élaboration est généralement datée de 3000 ans avant J-C. Dans le premier traité de médecine chinoise connu (le Huangdi Nei Jing), on trouve par exemple la description de cinq organes (nommés Wu Zang) et des six entrailles (nommées Liu Fu) accompagnée de schémas.

La médecine chinoise s'appuie en pratique sur des éléments thérapeutiques primordiaux :

- La pharmacopée comprenant la phytothérapie (plantes), les minéraux les substances animales voire humaines (le placenta). La phytothérapie chinoise contient des milliers de plantes, décoctions, poudres et occupe une place importante en médecine chinoise. Elle rejoint aussi souvent la cuisine avec l'usage des saveurs.

- L'acupuncture et la moxibustion (combustion d'une herbe aidant à faire circuler l'énergie vitale, le Qi).

- La diététique.

- Le massage traditionnel chinois, An Mo / Tui Na.

- Le Qi Gong, ou Gymnastique chinoise, qui permet par une pratique régulière, d'équilibrer le Qi, donc de prévenir les maladies. Accompagnée des autres éléments thérapeutiques, elle aide au soin du malade.

Par sa forte imbrication dans la culture chinoise, on retrouve en médecine l'ensemble des concepts de sa culture d'origine : le Yin et le Yang (symboles de la bipolarité des choses), le Qi (l'énergie de l'être). On retrouve aussi le Wuxing (Cinq Phases) : ce sont cinq qualités qui permettent d'étudier les caractéristiques de tout symptôme, ainsi que leurs interactions. Ces cinq mouvements sont le bois, le feu, la terre, le métal et l'eau. Médicalement parlant, chacun d'entre eux est en relation avec des organes des saisons, des énergies, des organes atelier (Yin), des organes trésor (Yang), des sens et des sentiments.

La notion d'énergie et de méridiens est totalement étrangère à la médecine occidentale. Néanmoins, l'acupuncture ayant des effets reconnus, elle peut être parfois utilisée en complément d'un accompagnement médicalisé pour lutter contre certains problèmes liés aux stress ou la douleur.

MÉDITATION

Le terme méditation (du latin meditatio) désigne une pratique mentale ou spirituelle. Elle consiste souvent en une attention portée sur un certain objet de pensée ou sur soi. Elle est au cœur de la pratique du Bouddhisme, de l'Indouisme, du Taôisme et du Yoga. C'est une technique visant à amener la paix intérieure, la vacuité de l'esprit, des états de conscience modifiés, l'apaisement progressif du mental, voire une simple relaxation.

Selon les différentes écoles, et elles sont nombreuses, la méditation peut se pratiquer debout, assis, en marchant, les yeux ouverts ou fermés, silencieusement ou en répétant un mot, l'esprit concentré sur une image ou non. Il ne semble pas exister de grandes différences dans les effets d'une forme par rapport à une autre, l'élément le plus déterminant étant une pratique assidue. Les techniques les plus étudiées sont la méditation transcendantale et la méditation de pleine conscience (Mindfulness).

Il s'agit d'abord de s'entraîner à maintenir son attention et à empêcher l'esprit de se laisser emporter par les pensées qui surgissent sans arrêt. Pour maintenir cette attention, la plupart des approches préconisent de se concentrer sur quelque chose qui occupe tellement l'esprit que celui-ci ne peut plus penser : un son, un objet, une image mentale ou la respiration. C'est une activité de lâcher-prise où l'on accepte que les pensées défilent, comme des nuages, sans pour autant se laisser captiver par elles.

Diverses recherches ont montré que la méditation engendre des conséquences physiologiques, surtout caractérisées par le ralentissement du métabolisme : baisse des rythmes cardiaque et respiratoire, baisse de la production de gaz carbonique, diminution de la tension musculaire, ralentissement des ondes cérébrales. De plus, la relaxation et la réduction du stress que peut procurer la méditation peuvent avoir des bénéfices préventifs et thérapeutiques sur la santé.

PNL (PROGRAMMATION NEURO LINGUISTIQUE)

La PNL a été initiée au début des années 70 par John Grinder et Richard Bandler qui ont observé et modélisé la pratique de grands thérapeutes qui avaient des résultats remarquables. Principalement : Milton Erickson, père de l'Hypnose Ericksonnienne ; Fritz Perls, créateur de la Gestalt-Thérapie ; Virginia Satir, pionnière de la Thérapie Familiale et Systémique.

Sous son appellation quelque peu barbare se cachent des définitions très précises :

- Programmation : le mot programme fait référence à l'ensemble de nos automatismes, qu'il s'agisse d'automatismes cognitifs, émotionnels ou comportementaux. À partir de nos expériences, nous créons des processus de fonctionnement, des habitudes, c'est à dire des façons de penser, de ressentir et de nous comporter.

- Neuro : le mot neuro fait référence aux neurones, à notre système nerveux central et notre système nerveux périphérique qui sont aux commandes. Nos programmations reposent sur notre capacité neurologique à percevoir, stocker, organiser l'information pour donner un sens à notre expérience.

- Linguistique : le langage nous permet de communiquer, il structure notre pensée, il véhicule notre culture. Le langage permet de décoder et de transcrire notre expérience, par des mots, notre manière de parler ainsi que par notre langage corporel.

La PNL qui s'inscrit dans la continuité du travail de recherche de l'École de Palo Alto, propose des modèles de communication et de changement pour atteindre ses objectifs en accord avec ses valeurs et ses buts de vie. Elle s'intéresse à ce qui se passe au niveau des processus mentaux, des émotions et des comportements.

Pour la PNL, l'idée est que l'Homme n'agit pas à partir des propriétés objectives de son environnement, mais bien à partir d'une représentation qu'il s'en fait et qu'il crée. Les croyances limitantes que la personne cultive de manière inconsciente sur elle-même et sur son environnement peuvent générer un état de souffrance et des comportements dysfonctionnels.

La thérapie va s'attacher à les modifier en s'appuyant sur des outils et des techniques qui aident à développer des comportements de réussite. De la famille des thérapies brèves, elle privilégie en premier lieu (mais pas seulement) le « comment » au « pourquoi » et propose avant tout de mobiliser les ressources. Véritable « mode d'emploi du cerveau », elle s'appuie sur l'étude et l'utilisation des procédés cognitifs, afin de réajuster les représentations, pensées et comportements qui limitent une personne, et ainsi l'orienter vers le mieux-être et le mieux-vivre. Utilisée en psychothérapeutique, elle offre des outils qui excellent en matière de communication et de développement personnel.

PRATIQUE ÉNERGÉTIQUE

L'expression pratique énergétique ou thérapie énergétique, voire thérapie manuelle énergétique désigne toutes les pratiques de médecine non conventionnelles qui utilisent un sens dérivé du mot « énergie ».

Le concept général renvoie à l'idée qu'il serait possible pour un être humain de faire circuler en soi et de transmettre à quelqu'un d'autre une « énergie » qui aurait le pouvoir de guérir ou de provoquer des états de conscience modifiés. Le reiki et la kinésiologie en sont les plus connues. On en retrouve aussi l'expression dans les arts martiaux, l'acupuncture et certaines méthodes de massage.

Le principe est que le corps conserve toutes les informations de son histoire et que la personne elle-même peut choisir de changer pour retrouver un équilibre. Le but de ces pratiques est de permettre à chaque individu de rééquilibrer seul ses énergies, à l'aide de mouvements physiques pour accéder au bien-être.

SOPHROLOGIE

La sophrologie qui a pour origine les racines grecques Soos-Phrene-Logos signifiant « science de l'esprit serein » a été initiée dans les années 60 par le Docteur Alphonso Caycedo, neuropsychiatre. Inspirée par l'hypnose classique, des disciplines orientales telles que le yoga, le bouddhisme et le zen, la sophrologie est un ensemble de techniques et de méthodes à médiation corporelle. Elle vise l'harmonisation du corps et de l'esprit, la conquête ou le renfort de l'équilibre entre des émotions, des pensées et des comportements. Elle permet de mieux gérer les réactions émotionnelles, de réduire le niveau général de stress, de faciliter le sommeil et d'augmenter les capacités de concentration et de mémorisation.

Cette pratique psychocorporelle s'appuie essentielle-ment sur la détente physique et psychique grâce à la respiration, la prise de conscience du corps lors de la pratique d'exercices corporels et la visualisation lors de relaxations profondes induisant un état modifié de conscience qui favorise notre équilibre et notre bien-être, active et stimule nos potentiels, souvent inconscients.

C'est une véritable pédagogie de l'existence : elle permet de renforcer la confiance et l'estime de soi, d'utiliser au mieux nos capacités physiques et psychiques, et de mieux gérer stress et émotions pour appréhender la vie d'une façon plus positive et sereine. C'est une pratique douce et relaxante accessible à tous.

YOGA

Le yoga terme Sanskrit que l'on pourrait traduire par « union » est une discipline visant, par la méditation, l'ascèse morale et les exercices corporels, à réaliser l'unification de l'être humain dans ses aspects physique, psychique et spirituel. Le terme yoga est communément utilisé aujourd'hui pour désigner le hatha-yoga, même si cette discipline n'en est qu'une branche.

Il n'existe pas de date attestée pour les origines de la conception du yoga. Les dates proposées varient su sixième au troisième millénaire avant notre ère. C'est entre le second siècle avant Jésus Christ et le cinquième siècle, que Patanjali codifie la philosophie du yoga en rédigeant les Yoga Sūtra, synthèse de toutes les théories existantes. Au début du vingtième siècle le yoga réapparaît en même temps que le regain d'intérêt pour les spiritualités orientales. En 1924, Sri Krishnamacharia fonde une école de yoga qui va modéliser le hatha-yoga tel qu'il est connu en Occident. Le yoga s'est lentement élaboré en s'imprégnant et en imprégnant ce qui l'entourait. Le yoga est avant tout une réalisation pratique obtenue par une ascèse engageant toutes les forces du corps et de l'esprit.

L'homme souffre parce qu'il recherche constamment la source de son bonheur en dehors de lui-même et cette poursuite se fait au prix d'une agitation mentale qui se traduit par le stress et/ou le mal de vivre. Dans ce contexte, le yoga propose une pratique physique reliée à une connaissance précise des rouages et résistances psychiques, pour aboutir à une union corps et esprit où se révèle une sérénité naturelle, caractérisée par une liberté intérieure affranchie (à son stade final) de tout asservissement aux conditionnements.

Le but ultime du yoga est la quête d'une harmonie, d'une unité corps et esprit. Cette harmonie ou cet état s'inscrit dans l'instant présent, et est potentiellement accessible à tout être humain. Au cœur du yoga il y a un message important : tout être humain est naturellement équilibré et entier car le Soi ne peut être ni détruit ni endommagé. C'est là notre nature inhérente, et le yoga est la voie vers une plus grande conscience de cette entité intérieure, le Soi. Lorsque nous suivons systématiquement la voie du yoga, il prend dans notre vie une importance profonde. Intérieurement, il nous permet d'agir conformément à nos besoins, à nos intentions et aux valeurs qui nous sont les plus chères. Extérieurement, il nous apprend à renforcer notre corps, à détendre et à équilibrer notre système nerveux et à trouver la paix et la concentration sur un objet. En fin de compte, on dit que le yoga mène à la réalisation directe de notre nature véritable.

TABLE DES MATIÈRES

BIBLIOGRAPHIE

ANDRÉ Ch. (2011) *Méditer, Jour Après Jour + CD MP3.* Paris, ICONOCLASTE.

CAYROL A. (2005) *Derrière la magie, La programmation neuro linguistique.* Paris, Dunod.

CHÊNE PA. (2009) *Sophrologie, Tome II Champs d'application.* Paris, Éditions Ellébore.

D'ASSEMBOURG T. (2001) *Cessez d'être gentil soyez vrai ! Être avec les autres en restant soi-même.* Paris, Les éditions de L'HOMME.

DALET R. (1983) *Supprimez vous-même vos douleurs par simple pression d'un doigt.* Paris, Librairie Générale Française, 2008.

DEBRAY R. (2001) *Épître à ceux qui somatisent.* Paris : PUF.

EDEN D., FEINSTEIN D. (1998) *Médecine énergétique, Éveiller le guérisseur en vous.* Outremont, Qc, Canada, Ariane Éditions inc. 2005.

ETCHELECOU B. (2007) *Comprendre et pratiquer la sophrologie.* Paris, Dunod.

FEUERSTEIN G., PAYNE L. (1999) *Le Yoga pour les nuls.* Paris, FIRST Éditions.

FONE H., GURRET JM. (2008) *L'EFT Technique de libération émotionnelle pour les nuls.* Paris, FIRST Éditions, 2011.

FRANCHOMME P. (1999) *L'Aromathérapie : Thérapeutique de pointe en médecine naturelle.* Paris éditions Amyris.

JANSSEN T. (2007) *La solution intérieure, Réveillez le potentiel de guérison qui est en vous.* Paris, POCKET.

JEGGE C. (1993) *Présentation des exercices du Docteur Vittoz, La méthode Vittoz.* Paris, Pierre TEQUI éditeur.

JUNG CG. (1999) Les *Énergies de l'âme, Séminaire sur le yoga de la Kundalini donné en 1932.* Paris, Albin Michel.

LAUNAY D. (2009) *Do In auto massage.* Paris, Éditions Chariot D'or.

MARTY P. (1990) *La psychosomatique de l'adulte.* Paris, PUF, Que sais-je ? 2011.

MORISSON J.H. (2011) *Le livre de l'Ayurveda : Le guide personnel du bien-être.* Paris, Le Courrier du Livre.

ODOUL M. (2002) *Dis-moi où tu as mal, je te dirai pourquoi, Les cris du corps sont des messages de l'âme, Éléments de psycho-énergétique.* Paris, Albin Michel.

ODOUL M., MILES E. (2004) *La phyto-énergétique, Associer l'aromathérapie et la médecine traditionnelle chinoise.* Paris, Albin Michel.

READY R., BURTON K. (2004) *La PNL, Programmation Neuro Linguistique pour les nuls.* Paris, Éditions First, 2008.

RICARD M. (2008) *L'art de la Méditation,* Paris, NiL éditions.

SALOME J. (2008) *Contes à guérir, contes à grandir.* Paris, Le livre de poche.

SERVAN-SCHREIBER D. (2003) *Guérir.* Paris, Éditions Robert Laffont, 2003, Pocket 2005.

SERVAN-SCHREIBER D. (2011) *Guérir le stress, l'anxiété et la dépression : Sans médicaments ni psychanalyse.* Paris, Pocket

VALNET J. (1984) *L'Aromathérapie.* Paris, Le livre de poche.

YOU-WA C. (2007) *La diététique du Yin et du Yang - L'alimentation adaptée à votre tempérament et à votre santé.* Paris, éditions Marabout